메디컬 필라테스

I

이론·기구 편

저자 **윤세원·윤민이**

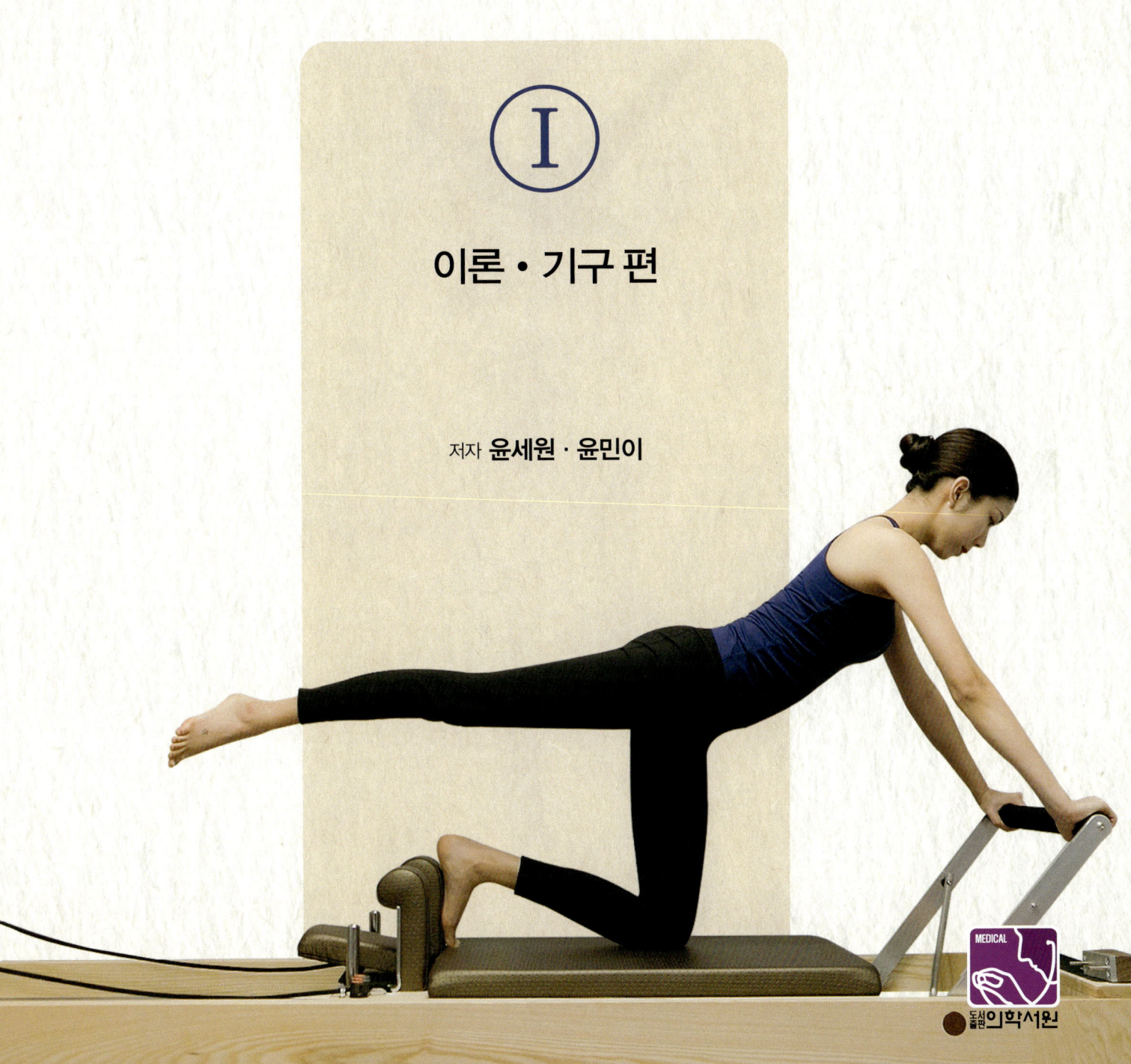

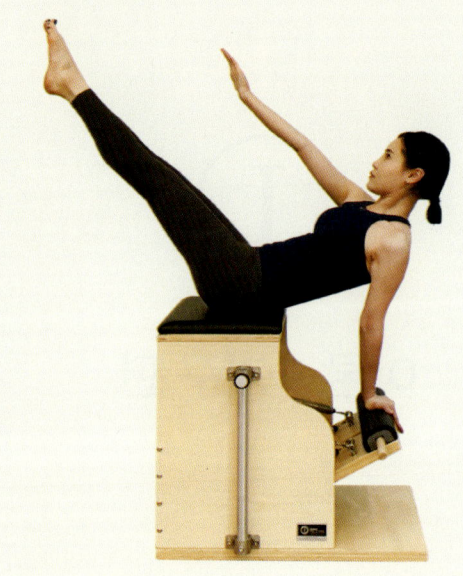

MEDICAL
PILATES

Introduction 서문

현대의 필라테스는 일상적인 삶에서 건강을 유지하고 삶의 기쁨과 정신적 안정감을 추구하는 데에 있다.

필라테스는 500여개가 넘는 동작으로 구성되어 있으며 몸을 이용한 매트, 소도구, 기구를 이용한 운동으로 나뉘고 초급, 중급, 고급 단계의 동작으로 구성되고 필라테스 기구가 활발히 보급 되어 기구를 사용한 지도자들이 많이 배출되기 시작했다. 이러한 기구 필라테스 환경에서 다양한 필라테스를 경험 했으며, 대상에 따라 재활 필라테스, 측만 필라테스, 실버 필라테스, 웨이트 필라테스, 다이어트 필라테스, 골프 필라테스 등 다양하게 보급되고 발전하는 헬스 케어산업이 되었다고 생각할 수 있다.

이 책은 과거의 필라테스 방법을 토대로 과학적인 운동조절 방법이 개발되어 적용되어 지고 운동패턴을 제시하고 있는 것이 특징이다.

또한 해부학적 개념을 필라테스 동작 설명에 다양하게 적용하여 효과적인 자세를 취할 수 있도록 하였다. 나아가 최신 의료정보와 필라테스에 대해 전문적인 지식과 능력을 갖출 수 있도록 하였다. 그리고 몸의 근육과 근막이 함께 함께 작용한다는 것을 인지하고 있는 것은 필라테스 동작을 취하는 데 큰 도움이 될 것이다.

이 책은 필라테스를 배우려는 일반인과 필라테스 강사뿐만 아니라 물리치료사, 작업치료사, 무용가, 등에게 큰 도움이 될 수 있을 것이다.

이 책을 통하여 건강한 사람은 더욱 건강해지고 부상이 있는 사람은 재활에 성공하여 건강한 생활로 돌아가기 바라며, 많은 사람들이 건강하고 행복한 삶을 누리는데 도움이 되길 바란다.

이 책이 출판되기까지 함께 시간을 나누었던 고정아 선생님, 윤민이 대표에게 고마운 마음을 전합니다.

끝으로 이 책이 출판될 수 있게 여러모로 살펴주신 의학서원 대표님과 관계자 분들에게 감사 인사를 드립니다.

저자 윤세원

Lession ❶ 이론

01 필라테스의 역사 … 10
02 필라테스의 개요 … 13
03 재활 필라테스의 구성 … 13
04 필라테스의 이론 … 14
05 바른자세 … 20

Lession ❷ 기구

01 캐딜락

1. 복부

01 앞 갈비사이근 누르기 & 상복부 컬업하기 … 24
02 롤 업 … 25
03 티저 … 26
04 데미-몽키 … 27
05 몽키 … 28
06 타워 … 28
07 메트로놈 … 30
08 힌지 백 … 32
09 돌핀 … 33
10 롤 다운 & 업 … 34
11 라테랄 플렉션 … 35
12 브레싱 위드 롤다운 바 … 36
13 100회 호흡하기 & 티저 … 38

2. 척추 분절

01 라운드 백 … 39
02 플랫 백 … 41
03 캣 스트레칭 … 42
04 스탠딩 캣 스트레칭 … 44
05 닐링 캣 스트레칭 … 46
06 스탠딩 사이드 캣 스트레칭 … 48
07 씨 커브 펄스 … 48
08 싱글 암 인어 자세 … 49
09 엎드리기 … 51
10 큰 백조 자세 … 52
11 인어 자세 … 53
12 포트 데 브래스 … 54

3. 하지

01 풋 워크 … 56
02 힙 익스텐션 … 57
03 펠빅 프레스 … 58
04 앉은 자세 스쿼트 & 한쪽 다리 스쿼트 … 59
05 전갈 자세 … 60
06 발레 스트레칭 로워 … 61

4. 상지

01 더블 렛 풀 … 62
02 리버스 암 … 63
03 암푸쉬 … 64
04 스트레칭 암 닐링 … 65
05 뒤로 매달리기 … 66
06 상지 발레 스트레칭 … 67
07 스타+체어 … 68
08 백조 자세+체어 … 69

contents 목차

02 리포머

1. 복부
01 플랫 백 70
02 레그 슬라이드 71
03 롱 스트레칭 체인 액션 72
04 100회 호흡하기 74
05 롱 박스 티저 75
06 숏박스 롤 체인 액션 76
07 스네이크 77

2. 척추 분절
01 콰드리페드 79
02 인어 자세 80
03 트위스트 81
04 롤 다운 82
05 롤 시리즈+트위스트 84
06 세미 써클 & 리버스 써클 86
07 숏 스파인 스트레치 87
08 오버 헤드 89
09 레비테이션 버라이트 90
10 롱 박스 풀링 로프 91

3. 하지
01 필라테스 1번 자세 92
02 페럴 자세 93
03 토인 페럴 자세 93
04 종아리 근육 스트레칭 94
05 브릿지 체인 액션 95
06 패럴 자세 96
07 엉덩관절 모음 & 벌림 운동 97
08 엉덩이 근육 스트레칭 98
09 런지 체인 액션 100
10 사이드 슬라이드 101

4. 상지
01 라운드 백 102
02 허그 트리 103
03 살루트 104
04 노젓기 자세 105
05 닐링 암 체인 액션 106
06 롱 박스 체스트 익스팬션 111
07 롱 박스 엘에이코릭스 112
08 롱 박스 회전근개 운동 113
09 3가지 어깨 운동 114

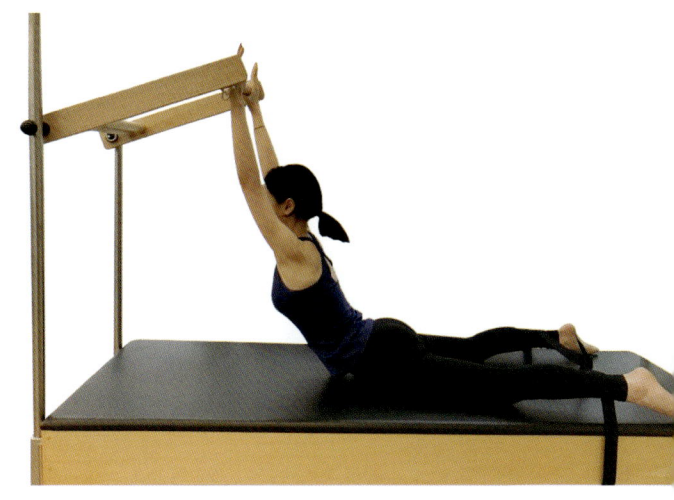

03 바렐

1. 복부
01 라테랄 플렉션 … 116
02 브릿지 체인 액션 … 117
03 롤 업 체인 액션 … 118

2. 척추 분절
01 백조 자세 … 119
02 스완 다이브 … 120

3. 하지
01 레그 스트레칭 체인 액션 … 121
02 말타는 자세 … 123

4. 상지
01 Y T W A raise … 124
02 수영하는 자세 … 125

04 체어

1. 복부
01 벽에 발 붙이고 롤 다운 … 127
02 트위스트 티저 … 128
03 트위스트 티저 준비 … 129
04 픽 업 … 130
05 푸쉬 다운 체인 액션 … 131

2. 척추분절
01 인어 자세 … 132
02 백조 자세 … 133

3. 하지
01 프런트 런지 … 134
02 사이드 런지 … 135
03 싯티드 레그 프레스 체인 액션 … 135
04 백 익스텐션 … 137
05 스탠딩 레그 프레스 체인 액션 … 137
06 힙 스트레칭 … 139

4. 상지
01 암 프로그 … 140
02 백워드 암 … 141

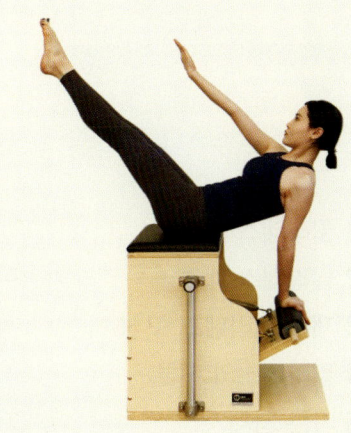

MEDICAL
PILATES

이론

01 필라테스의 역사
02 필라테스 개요
03 재활 필라테스 구성
04 필라테스의 이론
05 바른 자세

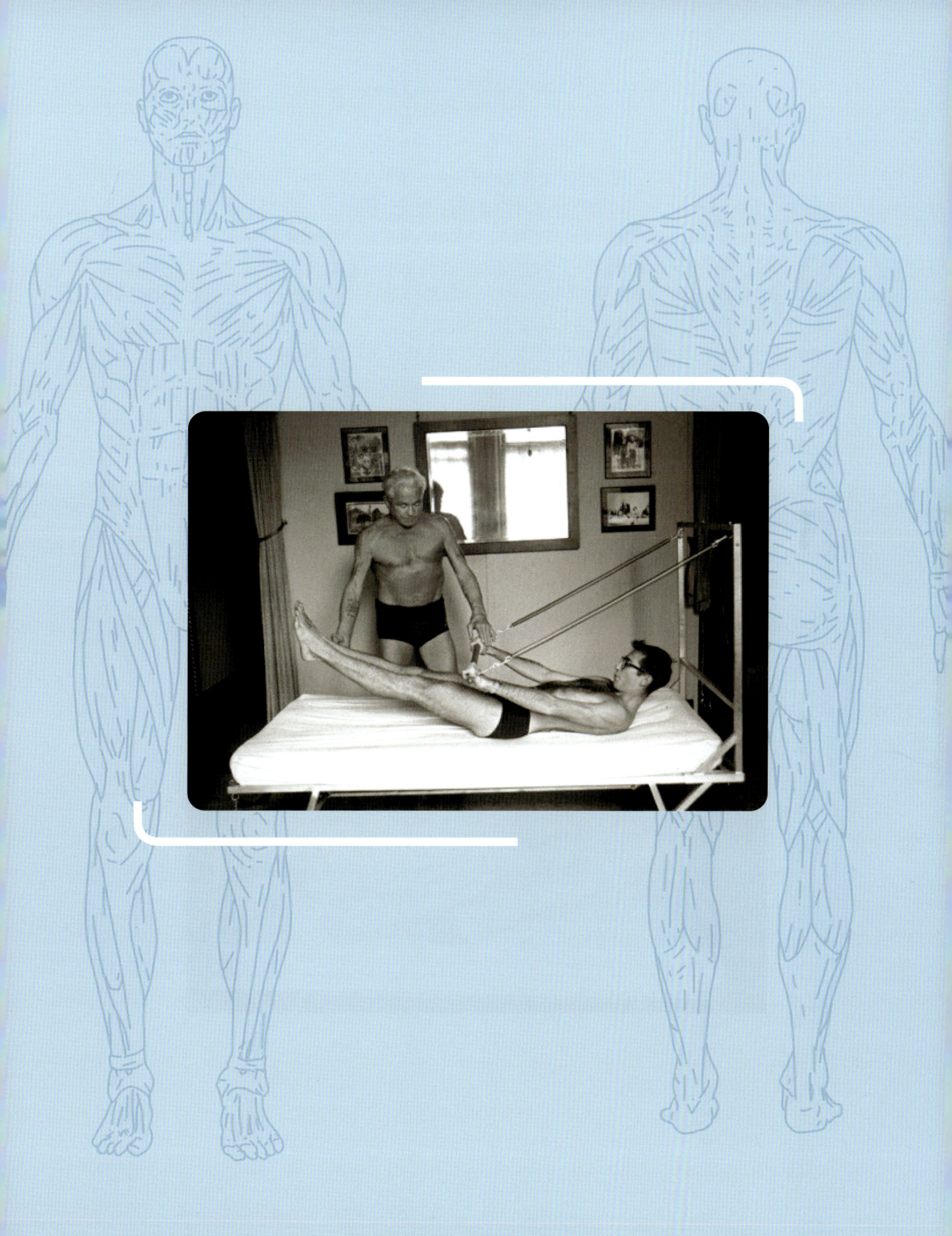

1. 필라테스의 역사

필라테스(pilates)는 몸의 긴장을 풀어주면서 동시에 근육을 강화시키는 운동 방법으로 1920년경 독일인 조셉 필라테스(Joseph, H. Pilates 1883~1967)에 의해 처음 시작됐다.

필라테스 운동 요법의 창시자인 조셉 필라테스는 1883년 독일에서 태어났다. 그는 어린 시절 허약하여 천식, 구루병, 류마티스 등 여러 가지 질병으로 많은 고통을 받았다. 조셉 필라테스는 자신의 허약함을 극복하고 건강해지기 위해 청소년 시절부터 다이빙, 스키, 체조, 권투 등의 운동에 많은 시간과 노력을 기울였다. 1912년에는 영국에서 권투 선수로도 활동하였다.

조셉 필라테스는 1910년대 중반기를 전후한 제1차 세계 대전 중에 영국의 랭커스타 포로 수용소 병원에서 근무하면서 수감된 포로들의 건강을 유지시키기 위해 운동 지도를 하기 시작하였는데 그것이 오늘날 필라테스 운동 요법이 만들어지게 된 계기가 된 것이다.

조셉 필라테스는 수감자들이 운동과 재활 치료, 정신 수련을 침대와 매트리스 등 간단한 기구만으로도 할 수 있도록 효율적인 운동 재활 방법을 적용하고 재정립하였다. 팔다리가 불편한 환자나 부상당한 군인을 위하여 침대에 스프링을 붙여 침대 위에서도 운동을 할 수 있도록 하기도 하였다. 이것은 지금 필라테스 기구 중 트라페즈 테이블의 기원이다. 조셉 필라테스는 스프링을 붙인 침대에서 하는 운동 동작을 기초로 필라테스 매트 운동을 만들었다.

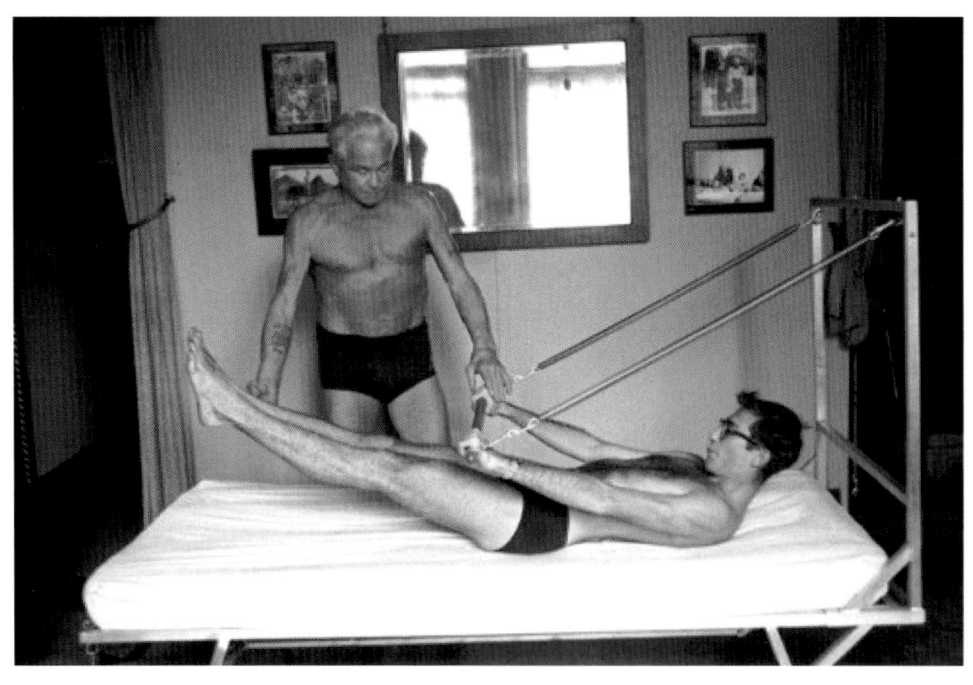

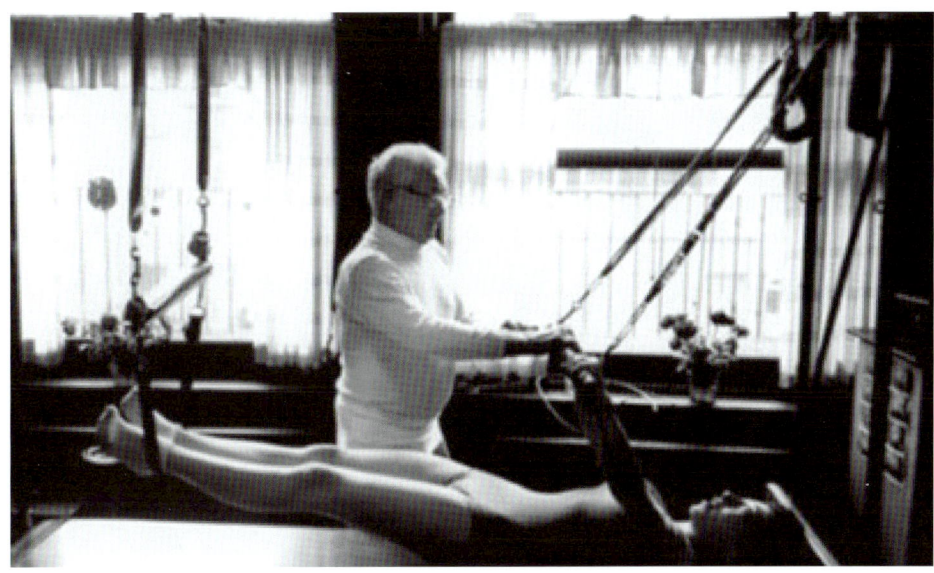

　현재 개발되어 있는 필라테스 운동 기구는 캐딜락(Cadillac), 유니버샬 리포머(Universal reformer), 체어(Chair) 그리고 레더베럴(Ladder barrel) 등이 있다. 이러한 필라테스 운동 기구들의 핵심은 중력의 도움을 받아 기능적으로 신체를 운동시킬 수 있다는 것이다. 기구를 사용하면 척추와 골반이 안정한 상태에서 운동을 할 수 있으며 기구에 부착된 스프링의 탄성을 이용하여 근육 운동을 할 수도 있다. 기구를 이용하는 매트 운동 방법도 개발되었다.

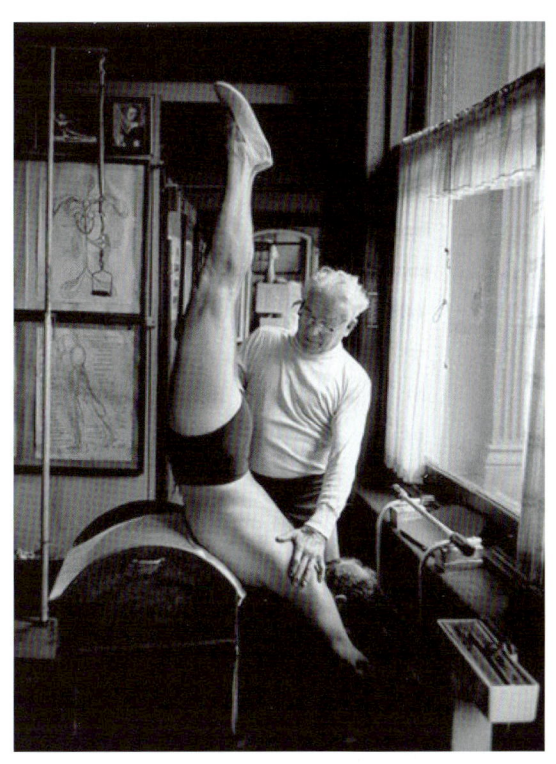

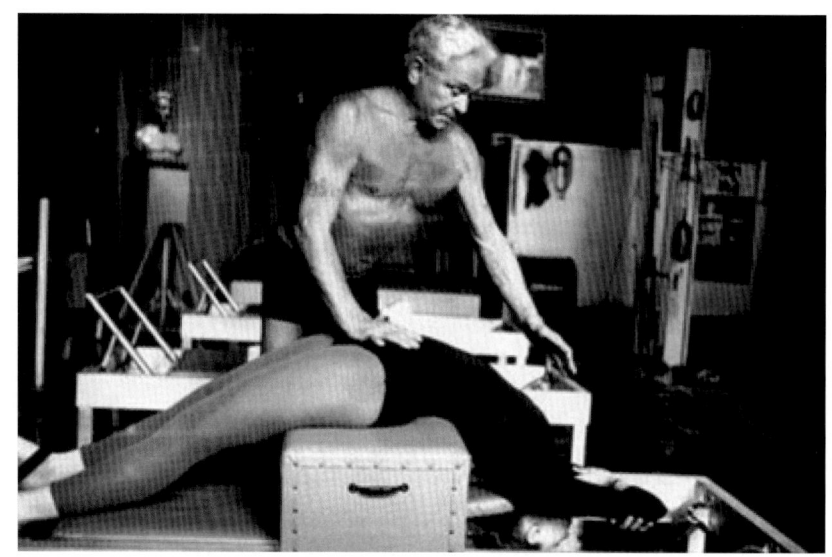

    조셉은 자신의 운동 요법이 신체의 균형, 자세 교정, 에너지 충전 및 정신적 건강의 향상에도 많은 도움을 준다고 주장했다. 그리고 1923년 뉴욕으로 이주한 조셉은 자신의 아내와 함께 맨하튼 8번가에 스튜디오를 열었다.

    당시 유명한 안무가이며 무용수인 조지 발란신(George Balanchine, 발레, 최고의 안무가)과 마사 그라함(Marta Graham, 미국 현대 무용가)은 조셉 필라테스의 도움을 받아 부상으로부터 성공적으로 재활하였다.

    조셉 필라테스는 1967년 세상을 떠났다. 그러나 조셉의 운동요법은 부상과 과다한 운동으로 근육 및 신체의 건강을 필수로 생각하는 스포츠인, 무용인뿐만 아니라 남녀노소 모두에게 적합한 운동으로 전 세계에 알려지고 있다.

    필라테스의 움직임은 해부학, 생리학, 생체역학 및 신체운동학을 통해서 이루어지며, 미적·심리학적으로 구성되고 인간 움직임의 과학으로 인지되고 있다.

    필라테스는 전신을 훈련시키고 기능적인 활동으로 인체의 정렬과 균형을 교정한다. 따라서 기초부터 마스터까지 운동 목록과 기구 등으로 행해질 수 있다.

    현대의 필라테스는 주로 재활에 초점을 두고 있다. 따라서 현대적 접근은 치료 목적 운동, 운동선수 트레이닝, 출산 전·후 운동과 수술 전·후 운동관리, 노인과 소아의 낙상예방 운동과 같은 필라테스가 진행되고 있으며, 치료사들은 재활의 초기 단계부터 효율적으로 몸을 장기간 관리를 할 수 있어 만족하는 시스템으로 생각하고 있다.

    이러한 운동 시스템은 통증이 없이 최적의 상태에서 기능을 하는 몸이 되고 몸의 균형이 이루어지길 원하는 사람과 몸이 최적의 상태가 되지 못하는 사람들을 위하여 존재한다.

    운동 대상에 따라 골프 선수, 임산부, 노인, 어린이, 물리치료사, 의사 등으로 다양하게 보급되고 있다.

2. 필라테스 개요

필라테스(Pilates)는 독일 태생의 조셉 필라테스(Joseph. H. Pilates 1883~1967)에 의해 1920년대 새롭게 정립된 운동 방법으로 신체와 정신통합(Body mind integration)을 위한 정신 수련요법이다.

필라테스는 500여 개가 넘는 동작으로 구성되어 있으며 요가, 체조, 웨이트 트레이닝, 기계체조, 무용 등의 동작에서 나왔다. 신체를 이용한 매트 운동과 필라테스 기구를 이용하는 기구운동으로 나뉘고, 초급·중급·고급 단계의 동작으로 구분되어 발전해 오고 있다.

필라테스의 최종적인 목표는 신체의 안정성 안에서 팔과 다리를 자유롭게 움직이는 운동을 통해 신체의 건강을 얻어 행복한 삶을 추구하는 데에 있다.

필라테스의 동작은 복부와 척추, 엉덩이, 깊은 곳의 근육(interlining muscle)을 골격계에 지지하고 유지하는 것을 말한다. 이것은 몸의 에너지와 같은 기능을 하고 있다. 또한, 필라테스는 몸의 중심부 강화 등의 길이 확대, 몸의 인지력 증대, 근육의 탄력성 회복, 유연성 증대와 같은 효과를 준다. 따라서 척추와 무릎, 엉덩이, 어깨, 부위에 반복적으로 생기는 스트레스성 부상에 물리 치료 운동방법으로 매우 효과적으로 적용할 수 있다. 결국 필라테스 동작은 부상을 예방하고 몸의 불균형과 만성적인 부상을 회복시켜 몸의 전체적인 균형을 향상시켜 준다.

필라테스 10가지 이론인 인지(Awareness), 균형(Balance), 조절(Control), 호흡(Breathing), 흐름(Flowing movement), 정확성(Precision), 중심화(Centering), 안정성(Stability), 관절가동범위(Range of motion), 집중(Concentration)은 필라테스 요법을 이해하는 데 바탕이 된다.

3. 재활 필라테스 구성

신체 기능은 신체의 생리적 기능이다(심리적 기능 포함). 신체 구조는 기관, 사지 및 그 구성 요소와 같은 신체의 해부학적 부위를 말한다.

신체장애는 신체 기능 또는 신체 구조에 의미있는 변형이나 손실이 생긴 경우이다.

근골격계 질환의 예방 및 운동 조절 필라테스 프로그램의 원리(principle), 목적(objectives), 목표(goal)는 다음과 같다.

1) 재활 필라테스 목적

① 대상자의 신체 기능과 신체 구조 병리에 맞는 운동 방법을 통하여 근골계 질환을 예방하고 운동성이 회복되는 것이다.
② 재활 필라테스는 신체 기능과 신체 구조의 손상된 부위를 회복시키는 운동이 될 수 있고, 손상된 부위에 과도한 동작을 하지 않으면서도 목적하는 운동을 할 수 있다. 과도한 운동은 관절의 손상이나 또다른 손상을 유발할 수 있다.

2) 재활 필라테스 목표

대상자의 신체기능과 신체구조 손상과 몸의 상태에 따라서 목표를 설정하고 단기 프로그램과 장기 프로그램을 계획하여 진행되어야 한다.

3) 재활 필라테스 원리

① **신체 기능(body functions) 손상의 악화 방지(damage aggravation prevention)**: 손상 입은 부위가 악화되는 것을 방지하면서 안전하게 진행되어야 한다.

② **신체 기능(body functions) 손상의 분류(specific sequencing)**: 대상자의 현재 신체 상태를 파악하고 이에 맞는 동작을 분류하여 선택적 운동을 대상자의 상태에 맞게 단계별로 진행되어야 한다.

③ **신체 구조(body structures)에 따른 운동 강도(intensity)**: 대상자 신체 기능과 구조(structures)의 손상 부위를 해부학적으로 악화시키지 않는 수준에서 진행되어야 한다.

④ **신체 구조(body structures)에 따른 운동 시기(timing)**: 신체 기능과 구조의 손상부위를 해부학적 기관(organ)의 생리적 기능에 따라 운동 시기를 빨리 또는 천천히 시작하여야 한다.

⑤ **신체 구조(body structures)에 따른 특성(characteristic)**: 신체 기능과 구조의 손상 부위 생리적 특성과 활동 제한(activity limitation)에 따라서 선택적으로 필라테스의 운동이 단계적으로 시작되어야 한다.

⑥ **신체 기능과 구조를 관리(management)**: 대상자의 신체 기능과 구조의 손상 부위만 고려하는 것이 아니라 몸의 모든 부위(심혈관계, 관절 가동 범위, 근력, 근육의 상태)를 상호작용할 수 있도록 관리를 하여야 한다. 또한, 손상이 되지 않은 몸의 상태에서 근육과 관절은 몸을 균형 있게 활동할 수 있게 한다. 따라서 손상을 받지 않고 정상적인 균형 활동을 통하여 몸의 전체적인 회복의 형성이 필요하다.

4. 필라테스 이론

1) 인지(awareness)

몸의 구조를 인지하지 않고 몸을 정렬시키거나 몸을 움직이는 방법을 알 수 있는 사람은 없다.
오랜 시간 동안 잘못된 몸의 정렬에 익숙해져 있으면 잘못됨을 자각하지 못하여 더욱더 증상은 심해질 것이다. 따라서 인체의 움직임을 복잡함에 인지하여 변화를 위한 기초를 마련하는 것은 매우 중요하다. 또한, 인지가 되지 않는다면 올바른 정렬을 얻을 수 없을 것이다.

2) 균형(balance)

균형은 힘과 유연성 같은 구성 요소로 한쪽 다리로 서는 동작 또는 몸의 대칭과 연관된다. 따라서 다양한 근육군 뿐만 아니라 동작이 이루어지는 각각의 면에서 운동이 이루어짐에 균형이 필요하다.

균형이란 몸과 마음의 균형과 관련이 있다. 또한 근육의 발달, 기능의 편안함 그리고 몸과 마음 관계들이 대칭적으로 그리고 비례적으로 발달한 근육은 척추가 인체를 유지하고 움직임을 보조하기 위한 기능을 수행하고, 미세한 척추 사이 분절 움직임에서 큰 동작에 이르기까지의 몸 동작이다.

근골격계 질환 중 척추측만 및 척추후만 등이 있고, 과도한 유연성 및 유연성 부족으로 인체 정렬에 영향을 주는 불균형 또는 정렬과 맞지 않음으로 여러 가지 통증을 형성하는 자세 상태가 중요한 인자들이다.

3) 호흡(breathing)

모든 운동에서 가장 필수적인 호흡은 필라테스의 중요한 원리 중 하나이다. 필라테스에서 추구하는 호흡은 3차원 호흡 또는 측면 호흡 등으로 불린다. 산소를 최대한 들이마시고 이산화탄소를 최대한 내뱉을 수 있도록 폐의 기능을 개선하는 호흡 방식이다.

따라서 호흡을 멈추면 근육이 긴장되고 부적절한 자세가 형성된다. 이는 긴장하는 습관이 형성되어 근육은 굳어지게 된다. 이러한 일정한 호흡이 물 흐르는 것과 같은 동작이 적절한 균형을 형성하는 것에 핵심이 되는 것이다.

호흡 운동은 폐활량의 증대와 긴장을 이완시켜 주며, 몸의 스트레칭을 최대화하는 것에 도움이 되고, 긴장이 이완되어 최적의 신체 상태를 형성한다.

가. 호흡의 용어

① 가슴우리(thoracic cage)

가슴우리는 복장뼈(흉골, sternum), 갈비뼈(늑골, ribs), 등뼈(흉추, thoracic vertebrae)로 이루어진다. 갈비뼈로 바구니처럼 둘러싸인 목과 가로막사이의 신체 부위로 갈비뼈 사이에는 갈비사이근이 있어 가슴우리 운동에 관여한다.

② 가로막(횡격막, phren)

가로막은 가슴공간과 배공간을 구획하는 근육성 막으로 호흡의 주된 근육이고, 호흡활동의 75%가 가로막에서 발생한다.

가로막이 수축하면 아래로 내려가면서 폐의 용적이 증가되고, 위로 올라가면 폐의 용적이 감소되어 호흡을 도와준다.

나. 호흡 기전(air moves from positive pressure to negative pressure)

① 정지 단계: 흡기와 호기 끝, 대기와 폐포 사이의 압력 차이는 없다.
② 들숨(inspiration): 공기가 기도로 들어옴(능동적 기능)

③ 날숨(expiration): 공기가 기도 밖으로 나감(수동적 기능)

⇒ 탄력 반동(elastic recoil)에 의해 이루어진다.

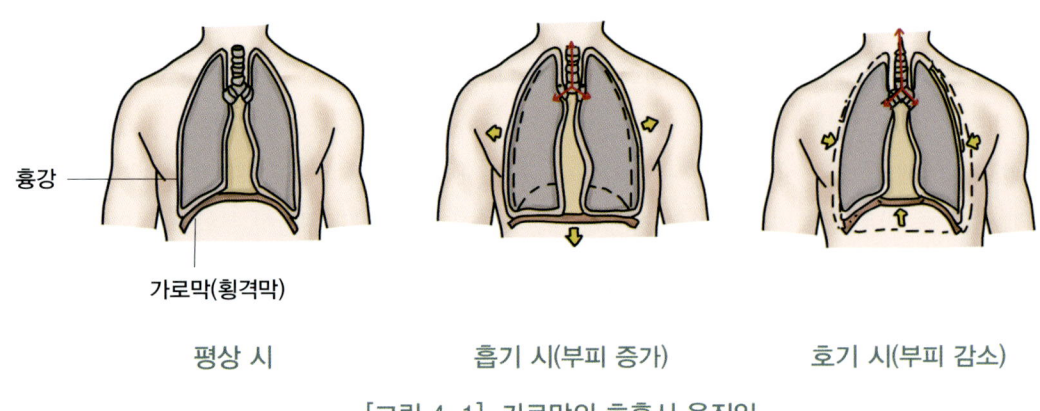

[그림 4-1] 가로막의 호흡시 움직임

다. 호흡 작용 근육

① 들숨 근육
- 작은가슴근(소흉근, pectoralis minor): 갈비뼈를 들어올리는 작용을 한다.
- 앞톱니근(전거근, serratus anterior): 아래쪽 갈비뼈를 들어올리는 작용을 한다.
- 갈비올림근(늑골거근, levatores costarum): 갈비뼈를 들어올려서 폐의 부피를 늘려주는 작용을 한다.
- 목갈비근(사각근, scalene): 1번, 2번 갈비뼈를 들어올려서 들숨 시 작용한다.
- 목빗근(흉쇄유돌근, SCM): 쇄골과 흉골(가슴뼈)을 위로 올려주면서 폐의 공간을 늘려준다.

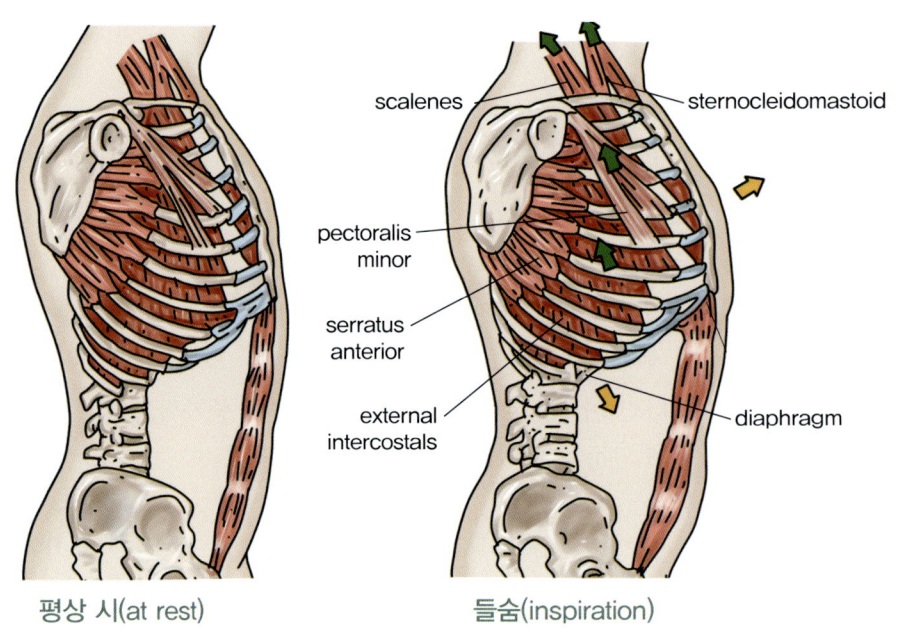

[그림 4-2] 평상 시와 들숨호흡 시 근육의 작용

Lession ❶ 이론

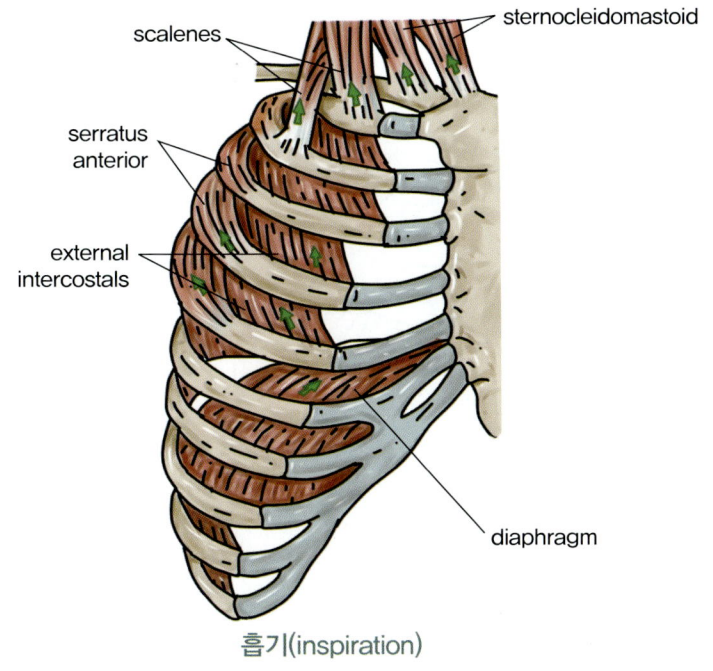

흡기(inspiration)

[그림 4-3] 들숨호흡 시 근육의 작용

② 날숨 근육

- 배바깥빗근(외복사근, external oblique): 아래쪽에서 비스듬하게 배를 수축하여 갈비뼈를 아래쪽으로 내려 폐의 공간을 좁혀준다.
- 배곧은근(복직근, rectus abdominis): 앞쪽에서 갈비뼈를 내려주는 작용을 한다.
- 가슴가로근(흉횡근, transverse thoracis): 흉골 아래쪽에서 위쪽 갈비뼈 쪽으로 붙어 있어 수축 시 갈비뼈를 끌어내려 날숨을 도와준다.

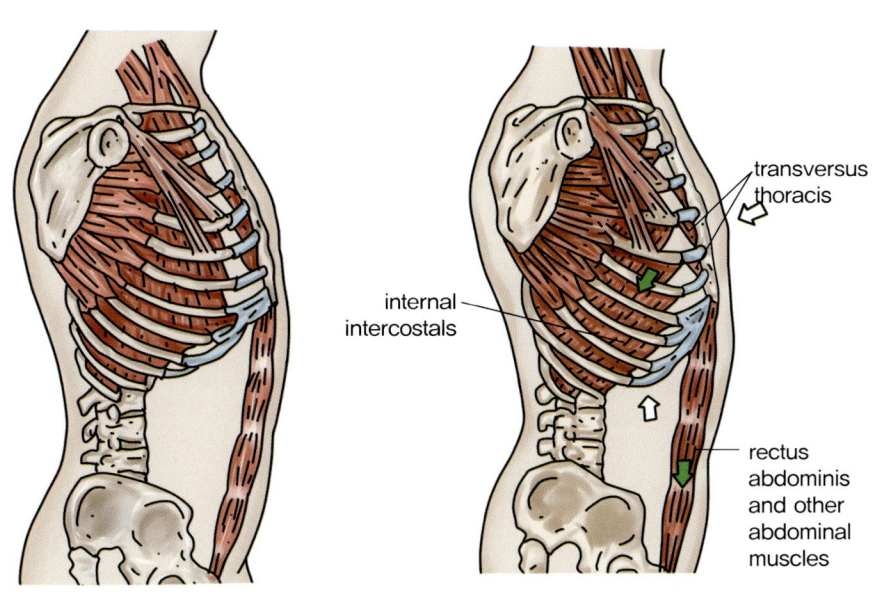

평상 시(at rest)　　　　　　날숨(exhalation)

[그림 4-4] 평상 시와 날숨호흡 시 근육의 작용

4. 필라테스의 이론

- 바깥갈비사이근(외늑간근)은 숨을 들이마실 때, 속갈비사이근(내늑간근)은 숨을 내쉴 때 보조하는 작용을 한다.

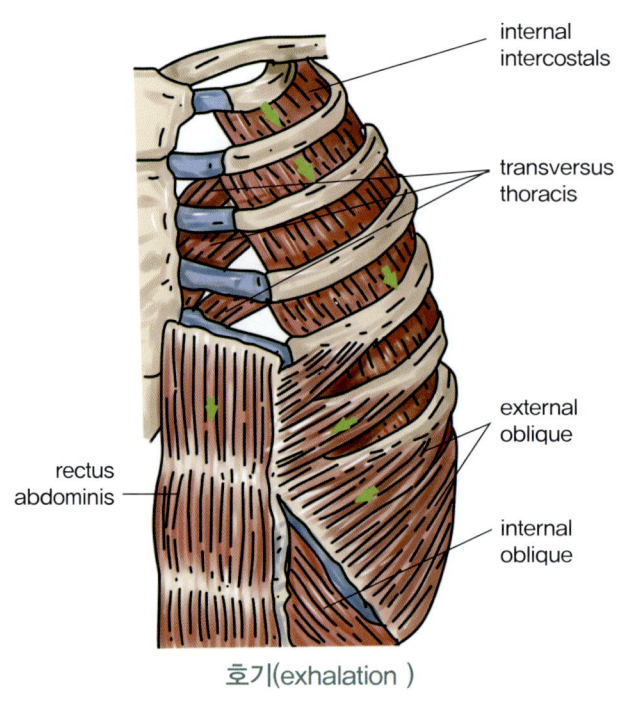

호기(exhalation)

[그림 4-5] 날숨호흡 시 근육의 작용

4) 조절(control)

조절은 신체를 자유롭게 움직일 수 있는 능력을 의미하며, 필라테스 운동을 하는 순간부터 마칠 때까지 매 순간 이루어진다.

동작에서 조절을 잘하게 되면 근육이 신장되었을 때 근육의 훈련이 이루어지는데 이것을 신장성 근육 수축이라고 하고 유연한 근육을 형성하여 준다. 또한, 동작의 조절에 초점을 맞추면 몸이 보조근육을 이용하게 되며, 이들 근육은 주근육보다는 작다. 또한 많은 근육이 협력하여 한 동작을 취하게 되면 몸은 균형과 조화를 형성하게 된다.

5) 흐름(flowing movement)

필라테스 자세는 요가 자세와 비슷하나 필라테스에서는 동작이 멈추어지지 않는다. 흐르는 물과 같이 자연스럽게 지속되는 신체 움직임을 의미한다.

올바른 필라테스 운동 수행은 신경 조직이 활성화된 상태에서 신체 근육들을 효율적으로 움직여 신체의 움직임이 자연스럽게 보인다.

각 단계별 운동을 물 흐르듯 하면서 정확한 조절을 통하여 동작을 마친다.

이러한 움직임은 신경 조직과 근육, 관절을 통합시켜 몸을 부드럽고 바르게 움직일 수 있도록 한다.

6) 정확성(precision)

신체를 바르게 유지하고 올바르게 움직이는 것을 의미한다. 필라테스 운동에서 신체 부위의 위치, 각도, 회전, 속도 등에 의해 신체 움직임은 정확성이 달라진다.

따라서 조절과 비슷하지만 공간 인식의 요소가 추가되며, 동작의 시작과 끝나는 지점을 정확히 알아야 한다. 머리와 몸의 위치, 다리의 각도, 팔꿈치의 각도 등이 어떻게 움직여야 하는지 정확하게 정의되고 행하여야 한다.

7) 중심화(centering)

신체 중심의 강화를 의미한다. 척추를 둘러싸고 있는 신체 부위가 강해야 머리, 팔 그리고 다리를 자유롭게 움직일 수 있다. 중심화는 보다 높은 강도의 어려운 동작을 안전하게 수행할 수 있게 하는 기초와도 같다. 필라테스의 모든 동작은 심복부를 이용하여 중심화가 이루어진 상태에서 이루어져야 한다.

따라서 척추를 이용하여 자세를 취할 때 척추 부분이 흐느적거리며, 중심을 잃게 되면 다음 단계로 동작의 전환이 불가능해진다.

예로써 팔 근육의 강화 동작 진행과 어깨를 등쪽으로 수축 시, 엉덩근육 수축 시 등의 수축 동작 시 모든 중심화 및 핵심 근력 강화를 위해 척추를 배꼽 쪽으로 이동하여야 하며 중심화 강화를 필수로 하고 있다.

8) 집중(concentration)

정신과 신체의 통합 운동이라고 불리는 것은 필라테스의 원리 중 집중이 있어서이다. 동작을 수행할 때 신체 부위의 근육들이 어떻게 반응하고 어떤 수준에 있는지 파악하기 위해 정신적 집중이 필요하고, 성공적으로 신체를 움직일 수 있다.

집중은 몸의 인지력이 되어야 형성이 되며 몸속에서 어떠한 활동이 이루어지고 있는지 알지 못한다. 필라테스는 척추와 관절, 근육의 인지력을 향상시켜 부상 예방에 대한 방법 등을 학습하는 최상의 협력을 이루어 내는 동작으로 집중의 훈련이 중요하다.

9) 안정성(stability)

안정성은 의료적 용어 중에 몸통의 안정성 혹은 체간의 안정성이라 할 수 있다. 필라테스는 몸통의 안정성을 추구하는 운동 방법이라 할 수 있다.

또한, 어깨의 안정과 엉덩부위의 안정성을 통한 최고의 운동 방법이다.

10) 관절가동 범위(bange of motion)

각 관절은 움직임의 범위가 정해져 있으며, 이는 관절가동범위라고 한다.

건강한 관절은 움직임의 범위가 그렇지 못한 관절에 비해 크다. 즉, 신체의 불편함이 있는 사람의 경우는 관절 움직임에 제한을 받게 된다.

통증이 일어나지 않는 범위에서 균형적인 신체 움직임을 수행할 수 있는 능력을 개선하는 것이 필요하다.

예로써 어깨관절의 가동 범위는 팔을 앞이나 뒤쪽 방향, 가쪽, 안쪽 방향으로 이동되는 범위를 나타낸다. 여기에는 근육 인대 및 근막과 같은 섬유조직의 영향으로 유연성에 영향을 받게 된다. 따라서 이러한 현상일 때 필라테스를 통하여 관절 부위의 안정화를 형성하면서 관절가동 범위 증가, 가동 범위의 제한 등을 시행할 수 있다.

5. 바른 자세

가. 척추 중립 자세

일상생활 또는 운동에서 중력에 의해 척추에 가해지는 중력을 최소화할 수 있도록 척추뼈들이 정상적 배열된 좋은 자세를 의미한다.

이 자세에서 모든 운동이 시작되며, 이는 신체 부상으로부터 가장 안전하기 때문에 이 자세를 취할 수 있어야 한다.

필라테스는 중립 자세를 최상으로 추구하지만, 각각의 대상 또는 케이스에 따라 자세를 다르게 변형할 수도 있다.

누운 자세에서 척추의 중립 자세를 가장 쉽게 습득하고 인지할 수 있기 때문이다. 따라서 자신에게 맞는 필라테스 척추 중립 자세를 찾도록 한다.

중립 자세는 다음과 같다.

바로 누운 자세에서 두 팔은 골반 옆에 두고 무릎은 굽힌다. 두 다리가 서로 평행을 이루어 둘째 발가락과 무릎뼈 그리고 엉덩관절이 일직선상에 오도록 한다.

턱과 어깨 그리고 가슴의 긴장을 풀고 척추를 길게 늘어뜨린다. 어깨를 귀로부터 멀어지게 하여 중립을 취하고 갈비뼈 뒷부분의 아래 부위를 바닥에 밀착시킨다.

코로 숨을 들이마실 때, 산소가 갈비뼈 뒤쪽을 따라 들어가면서 갈비뼈 측면을 팽창시킨다. 이때 가슴이 위로 과도하게 들리지 않게 주의한다.

배꼽 아래쪽에 물컵을 놓았다고 생각하면서 물이 쏟아지지 않도록 호흡한다.

복부를 척추 쪽으로 밀어내려 배 부위가 평평하게 유지되도록 한다. 복부가 척추 쪽으로 내려갈 때, 골반의 앞쪽 또는 뒤쪽으로 기울어지지 않은 중립 상태를 유지한다. 이것이 골반이 중립된 상태라고 한다.

몸의 긴장을 모두 이완시킨 상태에서 복부에 집중한다. 호흡은 지속적으로 깊게 하면서 중립 자세를 유지한다. 허리는 자연스럽게 굴곡을 이루면서 바닥으로부터 본인의 엉덩이 깊이만큼 떨어진 상태를 '척추 중립 자세'라고 한다.

필라테스의 중립 자세는 척추 중립과 골반의 중립을 인지하는 하는 것에 매우 큰 도움이 된다. 또한 누운 자세를 기본으로 서거나 앉은 자세에서 척추 중립 자세를 취할 수 있다.

나. 골반 중립 자세

바로 누운 자세에서 무릎은 굽히고 골반에 붙은 허벅지 안쪽 근육의 근력을 동일하게 유지하여 골반의 높이를 같게 할 수 있다.

바로 누운 자세로 무릎은 굽히고 두 손을 아랫배 위쪽으로 가져가 좌우 전상장골극과 두덩뼈 연합부가 만드는 삼각형 영역에 두 손을 올린 뒤 골반의 기울기가 중립을 이루는 지점으로 이동하여 골반 중립 자세를 인지하고 유지한다.

배를 깔고 누워 두 손을 모아 이마 밑에 둔다. 이때 골반의 중립 자세를 유지하면 신체 부하를 최소화할 수 있고, 중립으로 취하는 간단한 방법은 좌우의 엉덩 부위를 지그시 모음으로써 취할 수 있다.

Lession ❷

기구

01 캐딜락
02 리포머
03 바렐
04 체어

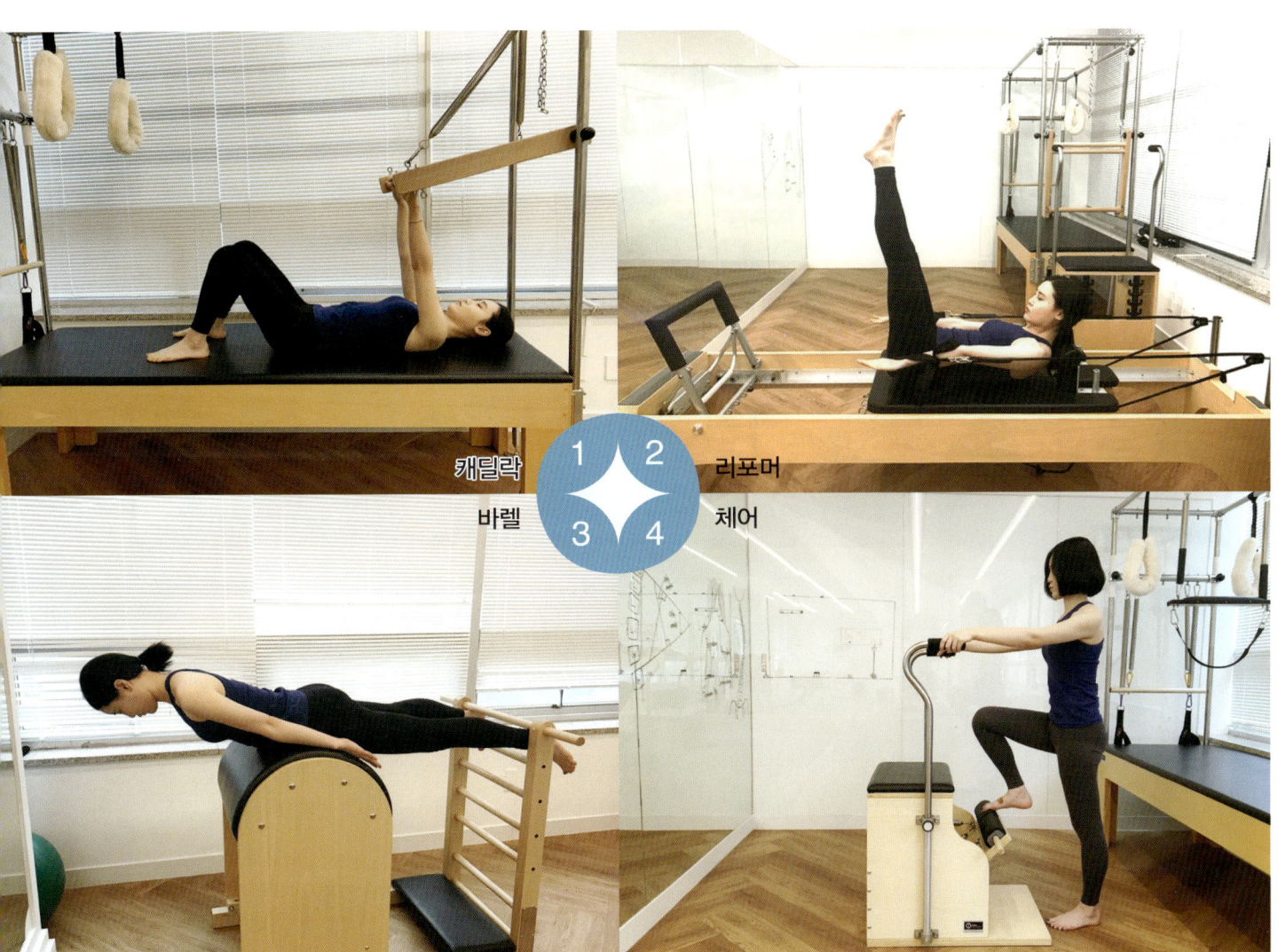

캐딜락 1 | 2 리포머
바렐 3 | 4 체어

01 캐딜락

1 복부

1 앞 갈비사이근 누르기 & 상복부 컬업하기(serratus press & upper AB cur)

serratus press

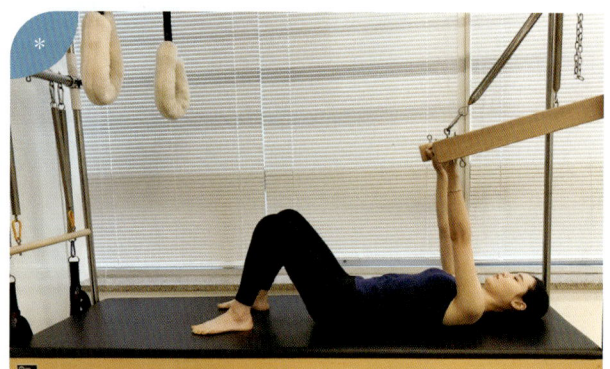

시작자세

캐딜락 위에 골반 중립 자세로 눕는다. 팔을 수직으로 뻗어 바를 어깨 넓이로 잡는다. 숨을 들이쉬며 다음 동작을 준비한다.

바를 잡은 손을 사선으로 밀어주며 어깨뼈를 전진하며 밀어낸다. 이때 턱이 들리거나 등이 말아지지 않도록 주의한다.

upper AB curl

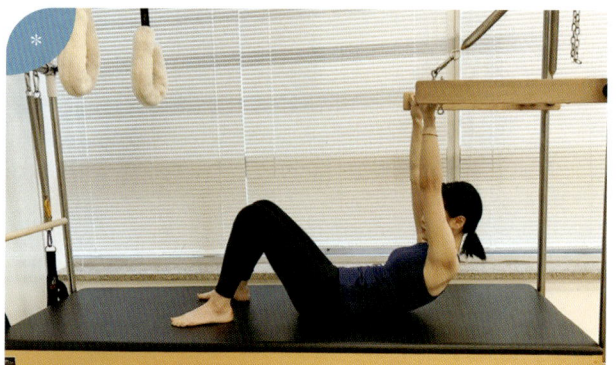

시작자세

캐딜락 위에 골반 중립 자세로 눕는다. 팔을 대각선으로 뻗어 바를 어깨 넓이로 잡는다. 숨을 들이쉬며 다음 동작을 준비한다.

바를 잡은 손을 시선 앞으로 밀어주며 천천히 목뼈부터 척추를 들어올려 C곡선을 만들어 복부 운동을 한다.

허리뼈부터 척추를 순서대로 내려주며 시작자세로 돌아간다.

Check

- 작용근육 — 복근
- 목 적 — 복근 강화, 하부 등 근육 스트레칭
- machine setting — blue & yellow upper spring

2 롤 업(roll up)

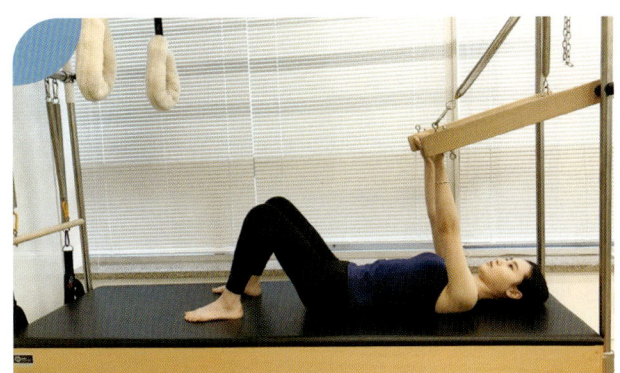

1 시작자세

바로 누운 상태에서 척추 정렬을 맞춰주고 머리는 바쪽으로 향하여 캐딜락의 끝쪽에 위치하도록 한다. 발은 골반 넓이만큼 벌려 매트에 붙이고 무릎은 굽혀준다. 팔은 어깨 넓이만큼 벌려 팔꿈치를 펴서 뻗어주고 손바닥을 바 위에 올려준다. 숨을 들이쉬며 다음 동작을 준비한다.

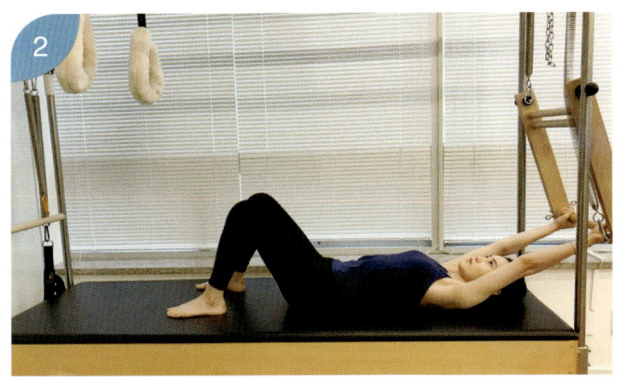

2 팔꿈치는 매트를 향하도록 유지하며 바깥쪽으로 벌어지지 않도록 팔을 굽혀 바를 몸통 쪽으로 당긴다. 팔을 머리 위로 뻗어 바를 밀어주고 매트에 등을 붙인 채 팔을 길게 뻗어 바를 조절한다. 숨을 들이쉬며 스트레칭한다.

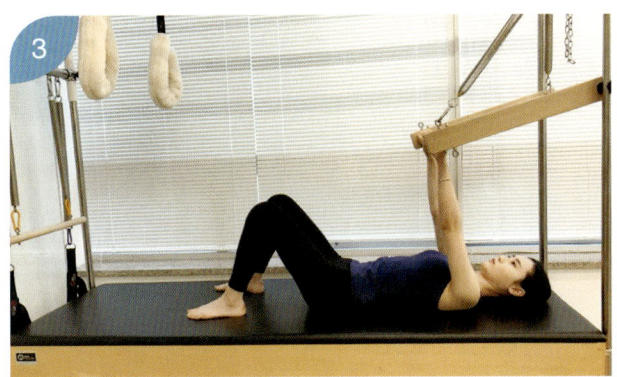

3 팔을 굽혀 바를 어깨 위로 올려 시작자세로 돌아간다. 숨을 들이쉬며 롤 업 동작을 준비한다.

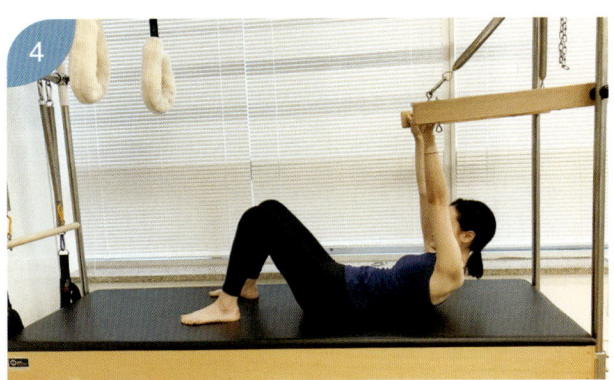

4 척추의 C곡선 순서에 따라 목뼈를 시작으로 척추를 분절하여 롤 업한다.

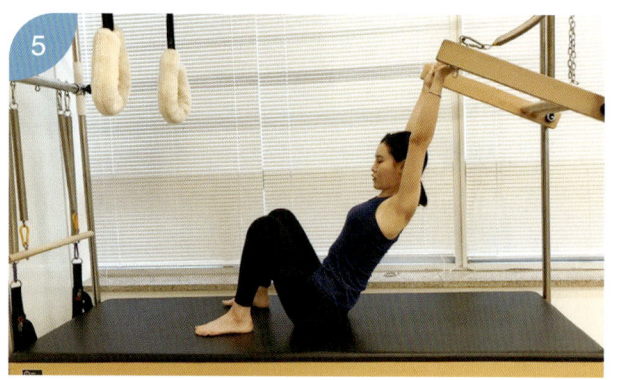
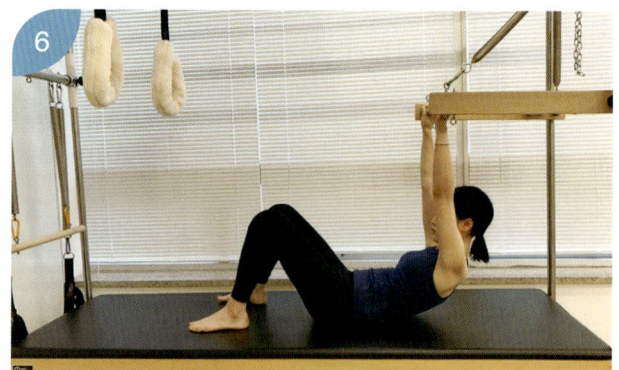

5 숨을 들이쉬며 척추를 스트레칭한다.

  * 이 동작을 할 때 강사는 바를 위로 올려주어 스트레칭을 충분히 할 수 있도록 도와준다.

6 배꼽을 척추 쪽으로 밀어넣으며 골반을 후방으로 기울여 롤 다운한다.

- 작용근육 — 복근
- 목 적 — 복근 강화, 하부 등 근육 스트레칭
- machine setting — blue & yellow upper spring

3 티저(teaser)

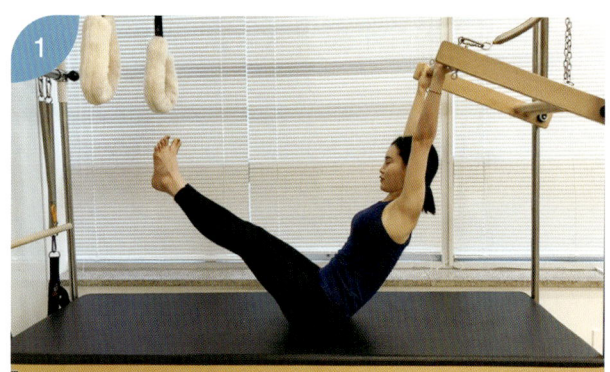

1 시작자세

머리를 바 쪽으로 향하여 캐딜락 끝에 눕는다. 다리는 필라테스 1번 자세를 하여 공중에 들어올리고 팔은 길게 펴서 손바닥을 바 위에 놓고 어깨뼈는 바닥에 넓게 붙인다. 숨을 들이쉬며 다음 동작을 준비한다.

천천히 척추를 분절하며 롤 업하여 티저 자세를 취한다. 이때 갈귤 조이기 자세, 배꼽 당기기 자세, 하부 둔근 조이기 자세를 취한다.

티저 자세 최고조에 이르렀을 때 척추와 팔을 머리 위로 길게 뻗으며 허리뼈부터 척추를 분절하여 C곡선를 만들어 준다.

배꼽을 척추 쪽으로 당겨주고 하부 둔근을 조이며 허리뼈부터 척추를 분절하여 롤 다운한다.

- 작용근육 — 복근, 등 폄근
- 목 적 — 복근과 등 폄근의 강화, 엉덩이 굽힘근 조절
- machine setting — blue & yellow upper spring

4 데미-몽키(demi - monkey)

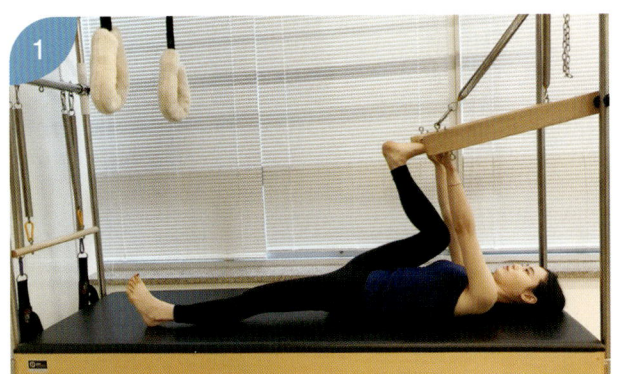

1 시작자세

머리를 바 쪽으로 하여 캐딜락 끝 쪽에 눕는다. 한쪽 다리는 무릎을 굽혀 바 위에 한쪽 다리는 무릎을 펴서 매트 위에 놓는다. 팔은 몸통 옆으로 팔꿈치를 펴서 어깨 넓이로 바를 잡아준다. 숨을 들이쉬며 다음 동작을 준비한다.

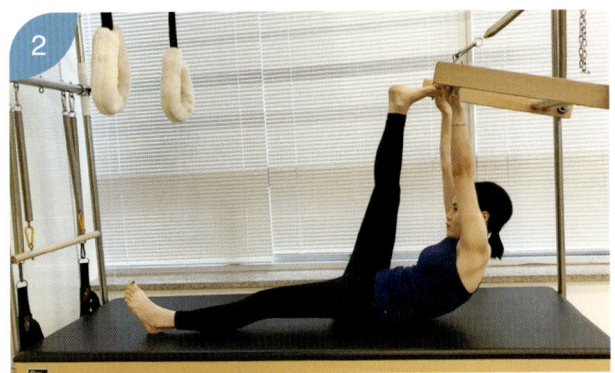

2 롤 업하면서 동시에 다리를 길게 뻗어 스트레칭하며 바를 밀어낸다. 이때 어깨를 내려주며 갈비뼈 조이기 자세를 유지한다.

2번 자세에서 한쪽 다리를 계속해서 스트레칭하여 발목을 발바닥 굽힘과 발등 굽힘을 반복한다.

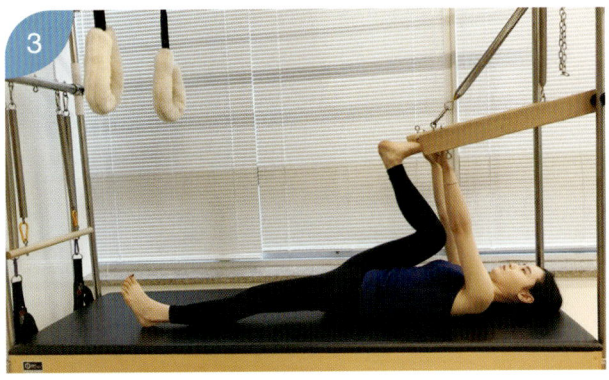

3 무릎을 굽히면서 롤 다운하여 시작자세로 돌아간다.

작용근육	–	복근, 등 폄근, 햄스트링
목 적	–	복부 조절, 척추 가동성 증가, 햄스트링과 장딴지근의 유연성 증진
machine setting	–	blue & yellow upper spring

5 몽키(monkey)

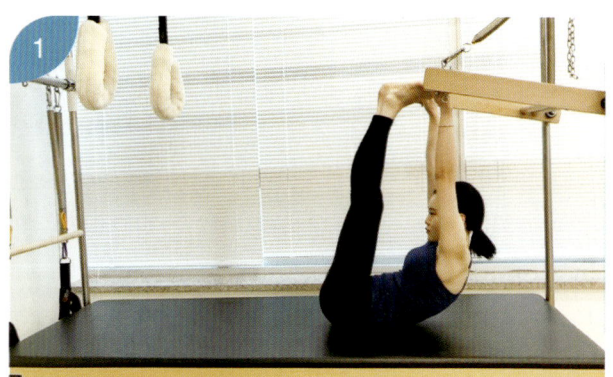

1 시작자세

팔꿈치를 펴서 바를 잡고 무릎을 펴서 발끝으로 바위에 놓는다.

무릎이 굽혀지지 않게 하고 골반이 떠오르지 않게 하여 상체를 일으킨다.

작용근육	– 복근, 등 폄근, 햄스트링
목 적	– 복부 조절, 척추 가동성 증가, 햄스트링과 장딴지근의 유연성 증진
machine setting	– blue & yellow upper spring

6 타워(tower)

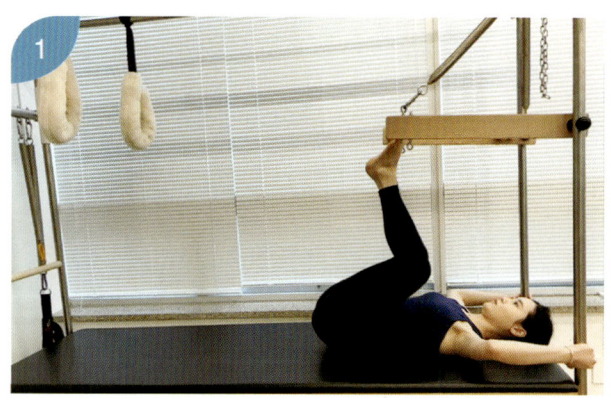

1 시작자세

등을 바닥에 대고 누워 양손으로 캐딜락 봉을 잡는다. 양발을 정렬하고 바 위에 올려놓는다.

Lession ❷ 기구

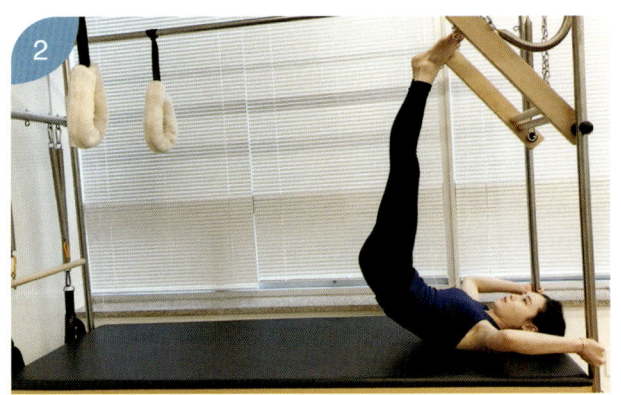

2 양발로 바를 밀어내고 봉을 잡은 손은 위로 밀어내어 브릿지 자세를 취하듯 엉덩이부터 허리뼈까지 척추 분절하여 올려준다.

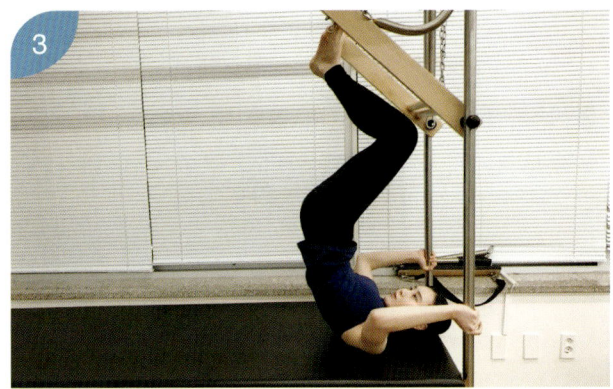

3 견갑대가 무너지지 않도록 하여 무릎을 굽혀준다.

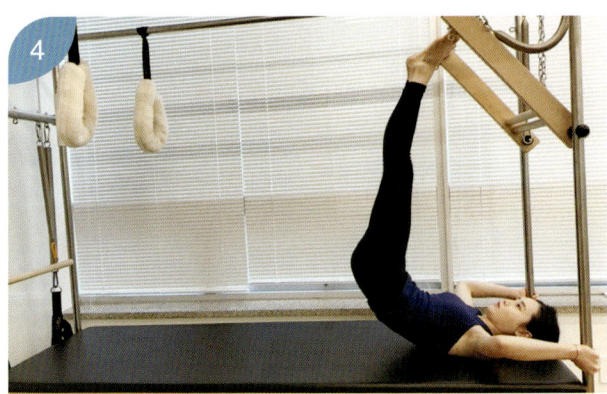

4 무릎을 펴면서 천천히 척추 분절하며 내려온다.

작용근육	– 복근, 햄스트링
목 적	– 척추 분절, 햄스트링과 허리근의 유연성 증진
machine setting	– blue & yellow upper spring, chain
주의사항	– 저항 강도 올리기 위해서 아래쪽 스프링을 건다.

1.캐딜락 29

7 메트로놈(metronome)

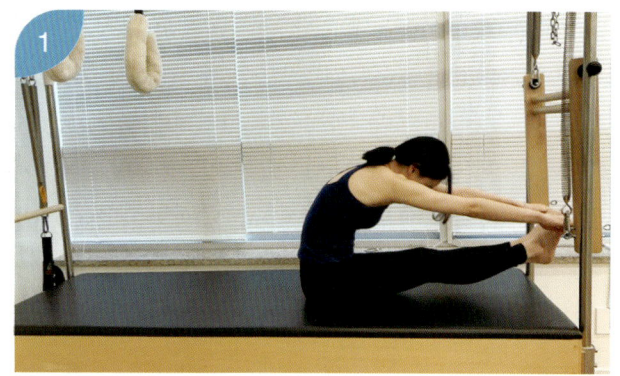

1 시작자세
무릎을 펴서 양발을 바 위에 두고 엉덩이를 떼지 않고 상체를 숙여 양손을 바 위에 둔다.

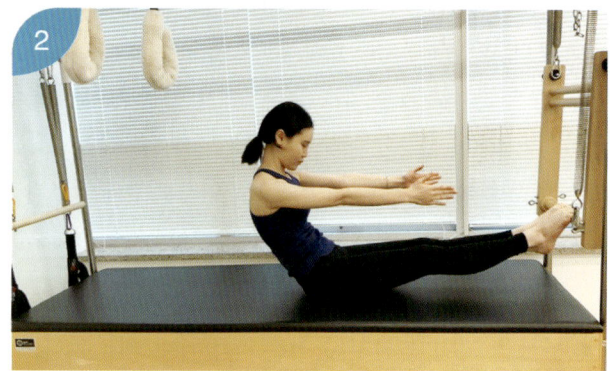

2 바를 잡은 손을 놓으며 양팔을 뻗어내고 무릎이 구부러지지 않게 복부에 힘을 주며 롤 다운한다.

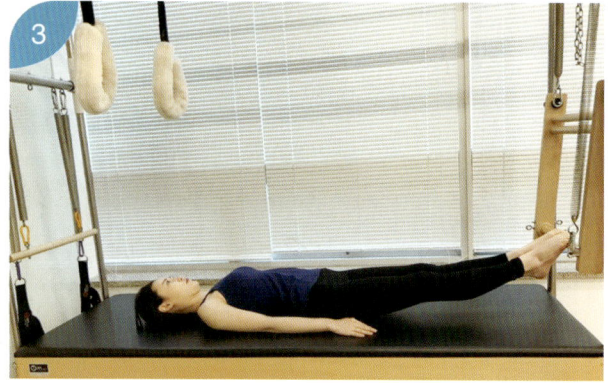

3 척추를 바닥에 내리고 눕는다.

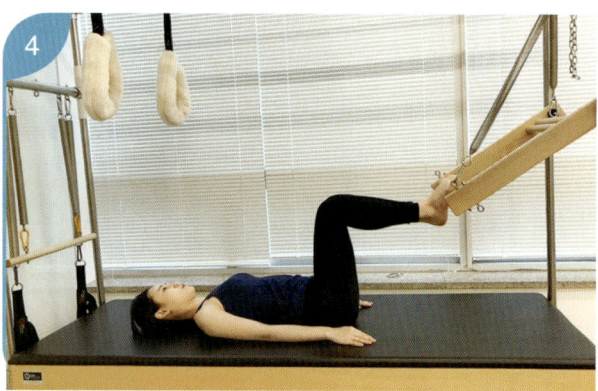

4 숨을 내쉬며 바를 밀어내던 무릎을 구부려준다.

Lession ❷ 기구

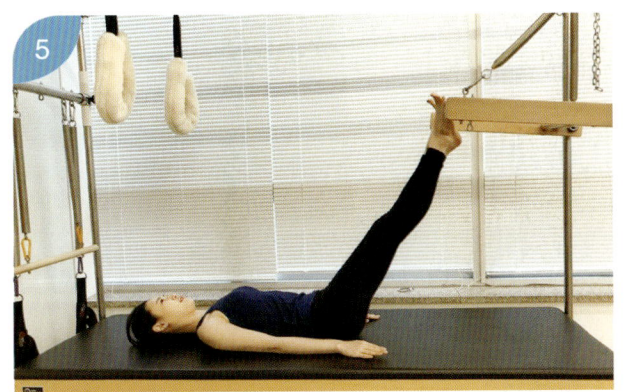

5 다리를 완전히 펴준다.

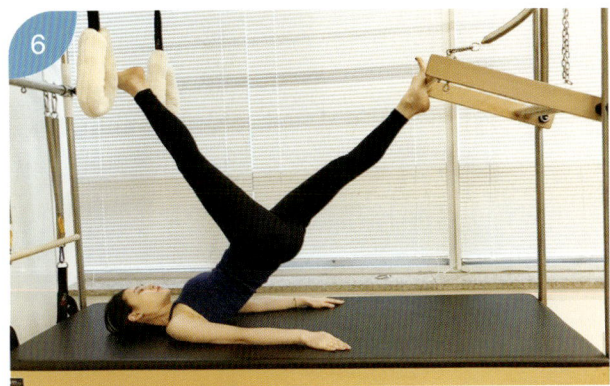

6 무릎을 편 상태로 바를 밀어내며 엉덩이부터 척추를 분절하여 들어올려 브릿지 자세를 한다.
골반을 중립 자세를 유지하고 한쪽 발을 몸쪽으로 당겨준다. 골반 정렬이 무너지지 않도록 자세를 유지한다.

machine setting
- blue & yellow upper spring, lower spring, chain

1. 캐딜락　31

8 힌지 백(hinge back)

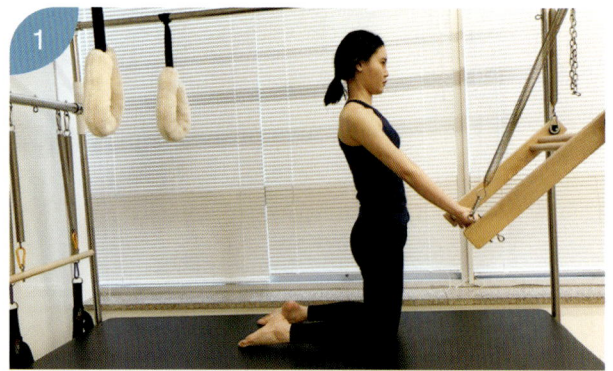

1 시작자세
무릎 선 자세를 하고 몸통의 정렬을 맞추어 바를 잡는다.

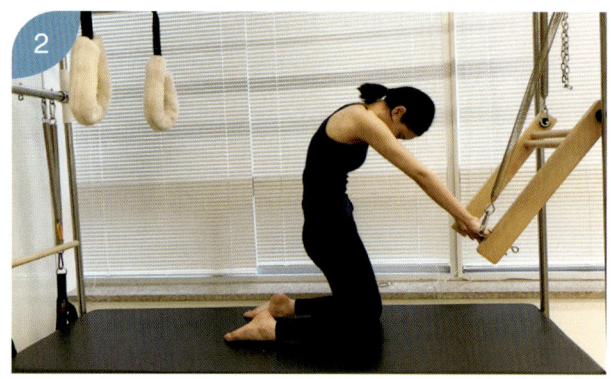

2 골반 중립 자세를 복부를 수축하여 유지하고 둔근을 조여주며 허벅지 앞쪽을 길게 늘리며 몸을 사선으로 늘여준다. 바를 살짝 놓았다가 다시 잡을 수 있다.

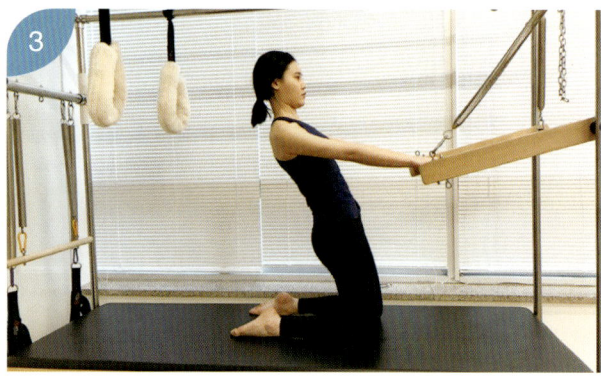

3 양팔을 뻗어내며 몸을 굽힌다. 시작자세로 돌아간다.

machine setting
- blue & yellow upper spring

9 돌핀(dolphin)

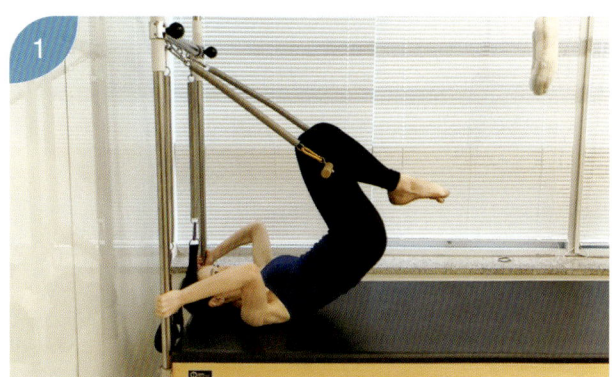

1 시작자세
두 손은 봉을 잡고 다리는 스프링에 끼운다.
스프링의 도움을 받으며 브릿지 자세로 척추를 분절하여 들어올린다.

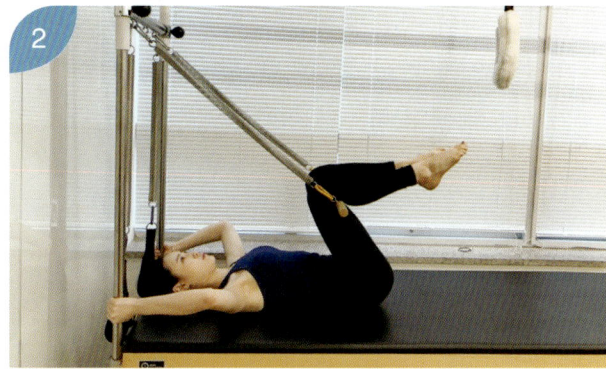

2 손으로 기둥을 밀어내며 무릎을 굽히고 등을 굽힌다.

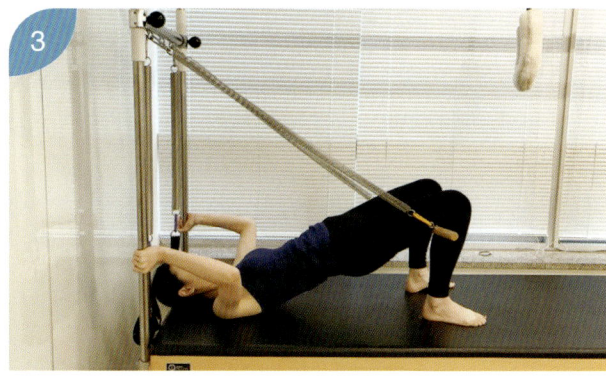

3 둔근을 수축하고 복부 힘을 유지하며 발바닥을 매트위에 천천히 올려놓는다.

machine setting
- roll bar & leg spring & hand spring

10 롤 다운 & 업 (roll down & up)

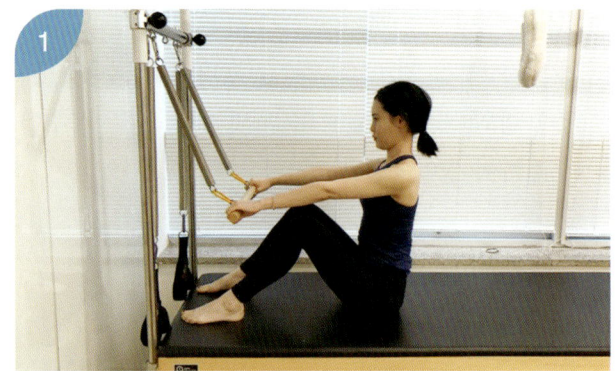

1 시작자세
두손은 어깨 넓이로 스프링 바를 잡는다. 무릎을 굽히고 발을 골반 넓이로 벌려 앉는다.

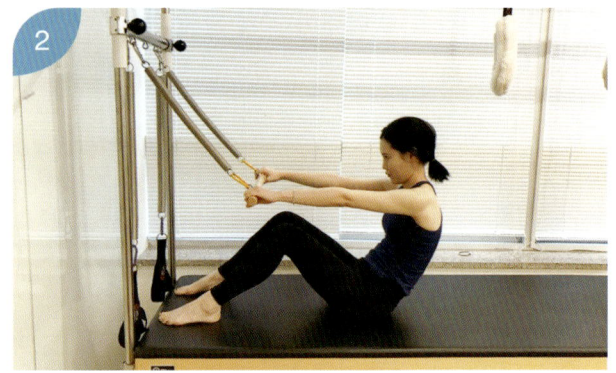

2 고개를 숙여 시선은 배꼽에 두면서 팔을 길게 뻗어 골반에서 허리 순서대로 굽혀 척추뼈 한 마디씩 시트에 도장 찍듯이 내려놓으면서 눕는다.

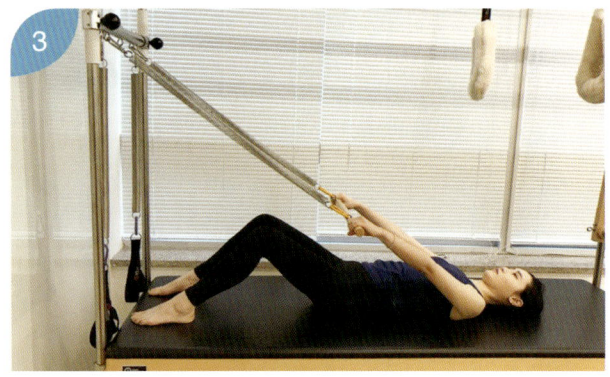

3 동작의 역순으로 고개를 들고 목뼈에서 등뼈, 허리뼈 순서로 상체를 C곡선 자세로 만든다. 시작자세로 돌아간다.

- **작용근육** — 복근
- **목 적** — 복근강화과 팔 근육 강화, 어깨 하부 등 근육 스트레칭
- **machine setting** — roll bar

11 라테랄 플렉션(lateral flexion)

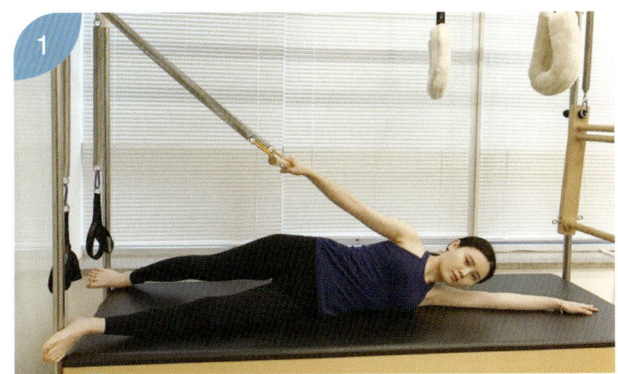

1 시작자세
매트 중앙에 누워 허리를 곧게 펴고 매트쪽 팔은 매트에 평행하게 뻗어 귀옆에 두고 위쪽 팔은 스프링 바를 잡는다. 무릎을 펴서 매트쪽 다리는 앞 기둥 위쪽 다리는 뒤 기둥에 놓는다.

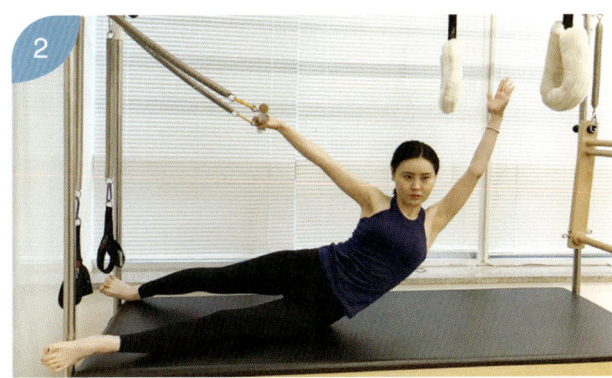

2 팔꿈치를 펴서 매트쪽 팔을 올린후 시선은 정면 척추와 골반 정렬을 유지하며 단순히 옆으로 구부려 올라오는 것이 아니라 척추를 위로 길어진다는 생각으로 구부린다.

➕ 변형 동작

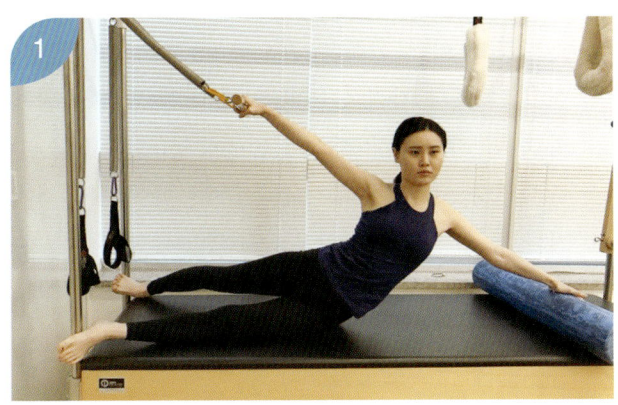

❶ 폼롤러를 이용하여 동작을 좀 더 안정화시킬 수 있다.

12 브레싱 위드 롤다운 바(breathing with roll-down bar)

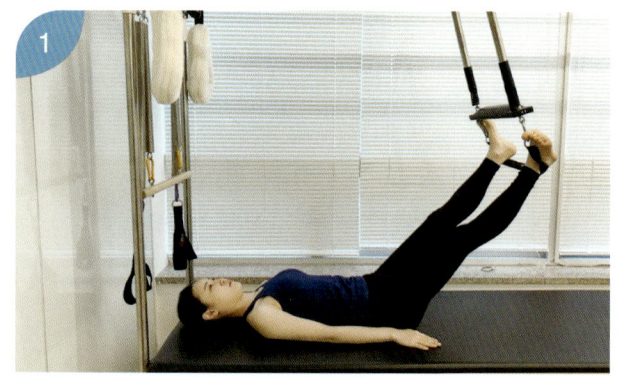

1 시작자세

머리를 캐딜락 끝에 두고 스퀘어 바 위에 발목을 올려놓는다. 무릎을 펴고 필라테스 1번 자세로 발자세를 취한다. 팔은 몸통 옆으로 길게 뻗어준다. 숨을 들이쉬며 다음 동작을 준비한다.

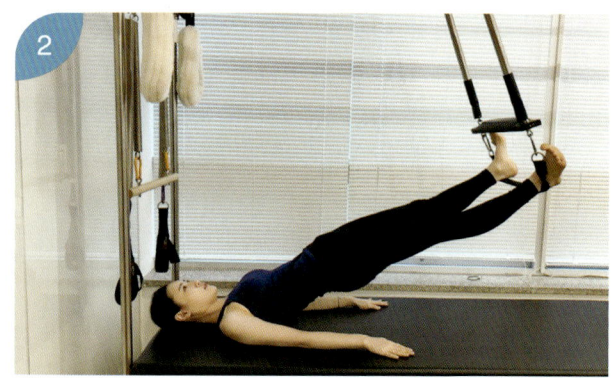

2 배꼽을 척추 쪽으로 당겨주고 허벅지 안쪽과 둔근을 조여 꼬리뼈부터 말아 척추 분절하여 브릿지 자세를 취한다.

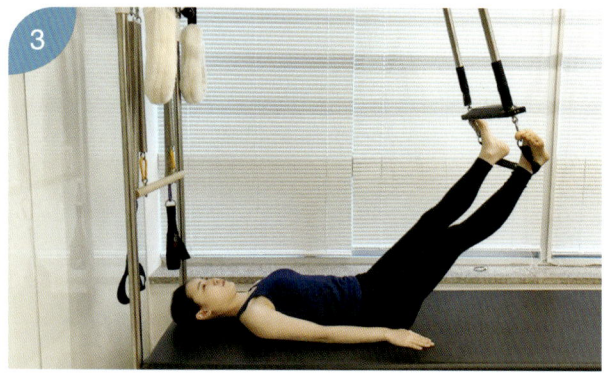

3 다시 척추 분절하여 시작자세로 돌아간다.

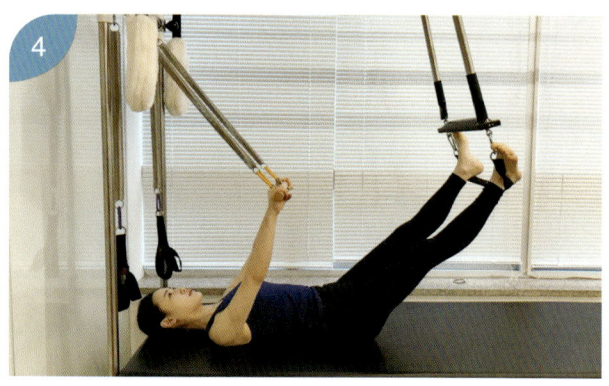

4 스프링 바의 바깥쪽을 손으로 잡고 아래로 밀어낸다. 이때 손가락을 길게 펴고 어깨와 등을 넓게 펴 중립 자세를 유지하며 넓은등근(광배근)을 수축시킨다. 흉곽이 매트에서 들려 등이 구부러지거나 흉근이 과하게 사용되지 않도록 한다.

Lession ❷ 기구

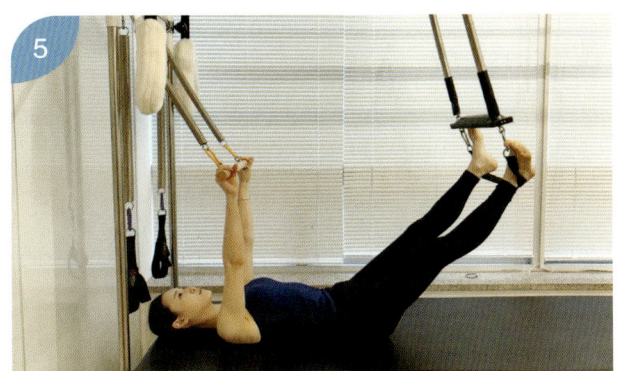

5 바를 조절하며 시작자세로 돌아간다.

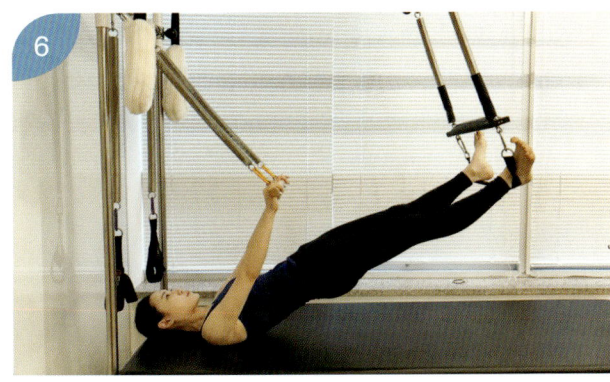

6 상체와 하체를 함께 움직인다. 척추 분절하여 브릿지 자세를 취하는 동안 넓은등근을 수축한다. 허리뼈 폄을 과도하게 하지 않도록 주의한다.

machine setting
– trapeze & roll bar

1. 캐딜락

13. 100회 호흡하기 & 티저(hundred & teaser)

100회 호흡하기

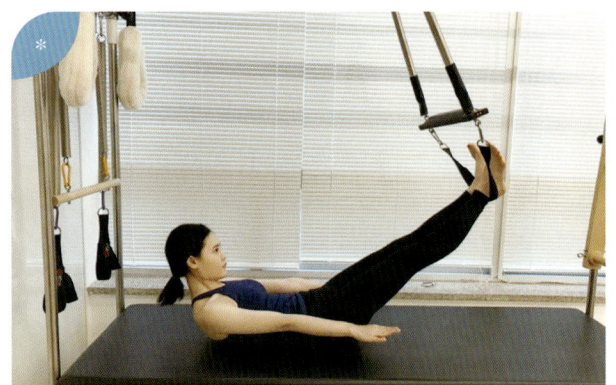

몸을 매트에 누운 후 양발을 스퀘어 바 위에 올려놓고 목뼈부터 척추를 분절하여 들어올린다. 손을 매트에서 들어올려 몸통과 일직선이 되게 아래로 뻗어준다.

팔꿈치를 펴서 팔을 뻗어준 후 두 팔을 가볍게 상하로 올리고 내리며 복부수축을 증대시킨다. 호흡과 같이 실시한다.

티저

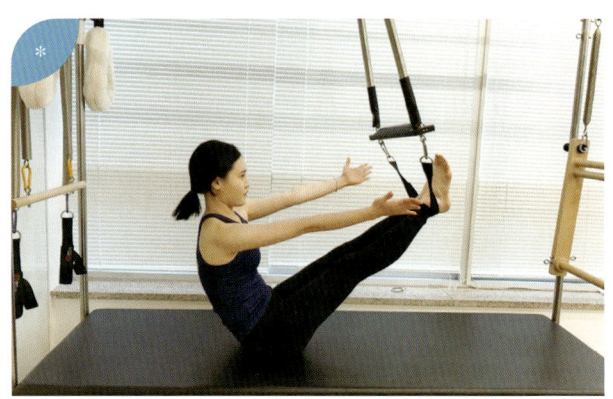

매트에 누운 후 양발을 스퀘어 바 위에 올려놓고 손바닥을 하늘로 향하게 하여 몸통 옆으로 팔꿈치를 펴서 놓는다.

손과 함께 상체를 목뼈부터 척추 분절하여 들어올려 티저 자세를 한다.

작용근육	– 복근, 등 폄근
목 적	– 복근과 등 폄근의 강화, 엉덩이 굽힘근 조절
machine setting	– trapeze

2 척추 분절

1 라운드 백(round back)

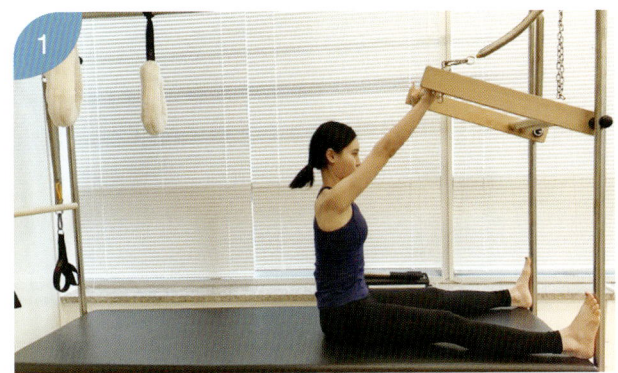

1 시작자세
양발을 기둥에 붙인 상태로 무릎을 펴서 앉고 척추를 길게 세워준다. 팔은 팔꿈치를 펴서 바위에 올려놓고 어깨는 아래로 내린다. 숨을 들이쉬며 다음 자세를 준비한다.

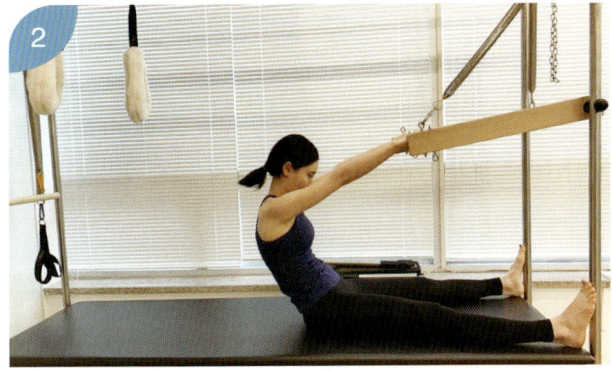

2 골반을 후방으로 기울이며 바를 잡아당겨 C곡선 자세로 만들고 바를 앞으로 밀어낸다.

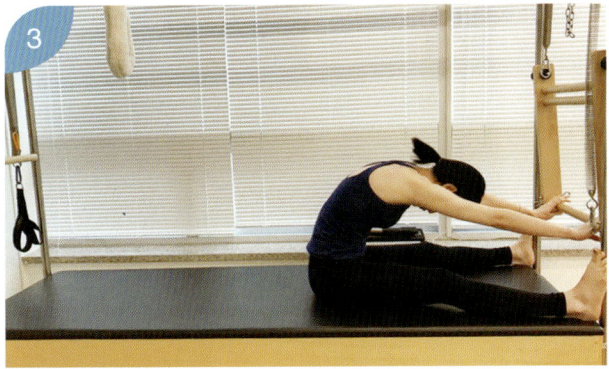

3 대퇴근을 수축하며 배꼽을 당겨준다. 척추를 전방으로 스트레칭을 한다.

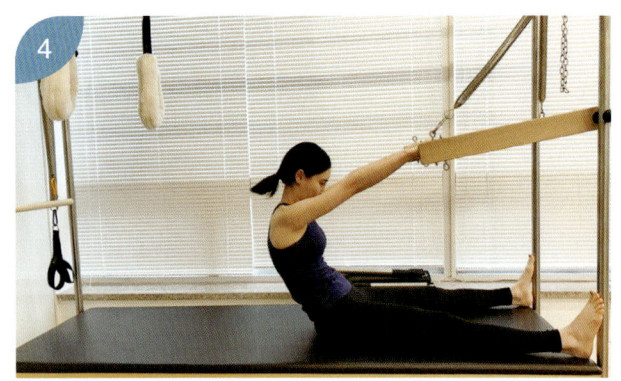

4 다시 C곡선 자세로 돌아간다.

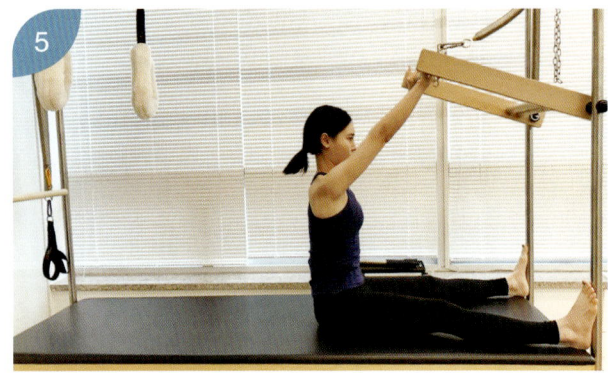

5 시작자세로 돌아가며 척추를 하나하나 쌓아 올린다.

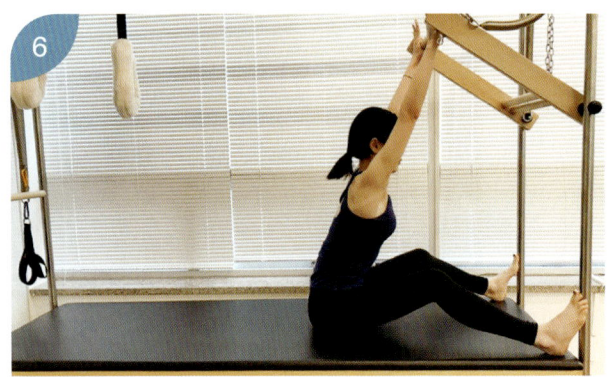

6 무릎을 굽히고 척추를 사선 위로 스트레칭한다. 이때 어깨뼈를 아래로 끌어내려 넓은등근이 스트레칭 되도록 한다.

Check		
	작용근육	– 복근, 등 폄근
	목 적	– 복근 조절, 등 폄근 조절, 어깨 폄근 조절, 햄스트링의 유연성 증진
	machine setting	– blue & yellow upper spring

2 플랫 백(flat back)

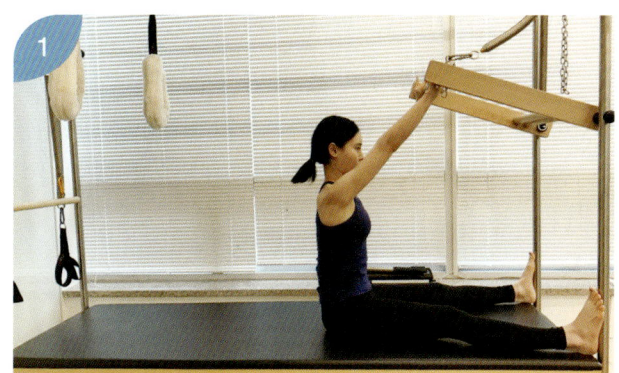

1 시작자세
양발의 뒤꿈치를 기둥에 붙이고 무릎을 펴고 다리를 쭉 뻗는다. 척추를 길게 세워 앉는다. 팔은 팔꿈치를 펴서 손을 바 위에 올려놓는다. 숨을 들이쉬며 다음 동작을 준비한다.

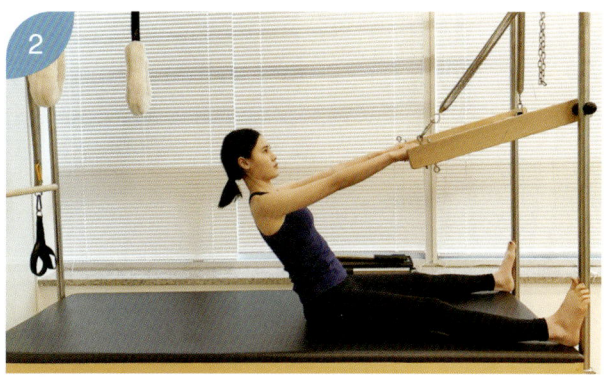

2 힌지 자세를 하고 바를 누른다. 척추를 복부수축으로 안정화시키며 최대한 길게 폄한다. 자세를 유지하면서 바를 전방으로 밀어내며 척추를 C곡선 자세로 만든다.

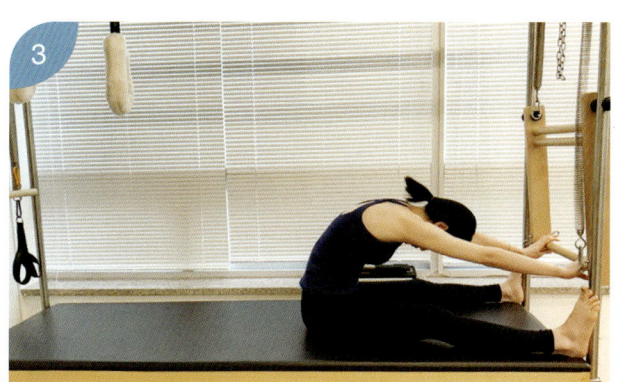

3 척추를 전방으로 스트레칭한다. C곡선 자세로 돌아간다.

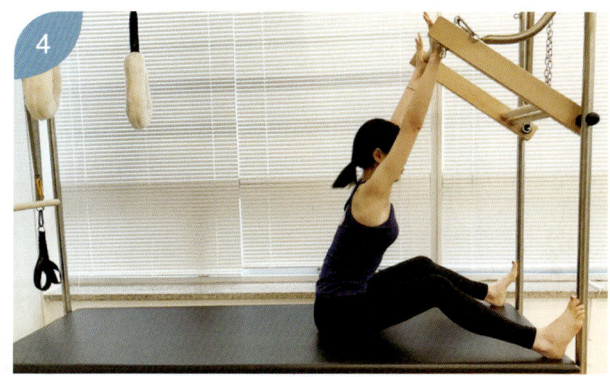

4 힌지 자세를 유지하며 바를 위로 올린다. 이때 어깨뼈를 계속해서 내려주며 넓은등근을 사용하여 움직임을 조절한다.
무릎을 굽히고 척추를 사선 위로 스트레칭한다. 어깨뼈를 끌어내려 넓은등근이 스트레칭되도록 한다.

 machine setting
— blue & yellow upper spring

1. 캐딜락

3 캣 스트레칭(the cat)

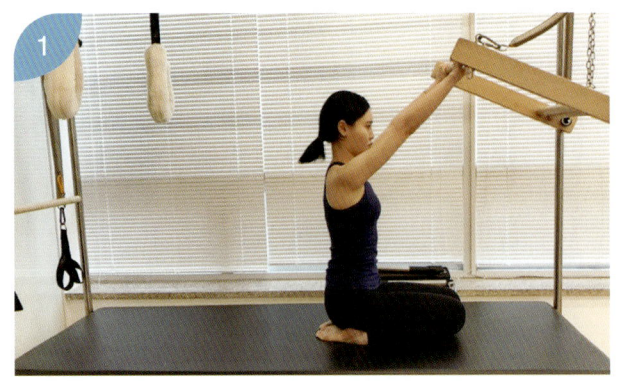

1 시작자세
무릎을 꿇고 앉아 무릎과 바가 일직선으로 나란히 되도록 한다. 손을 바 위에 올려놓고 팔은 팔꿈치를 펴고 사선으로 올려준다. 숨을 들이쉬며 다음 동작을 준비한다.

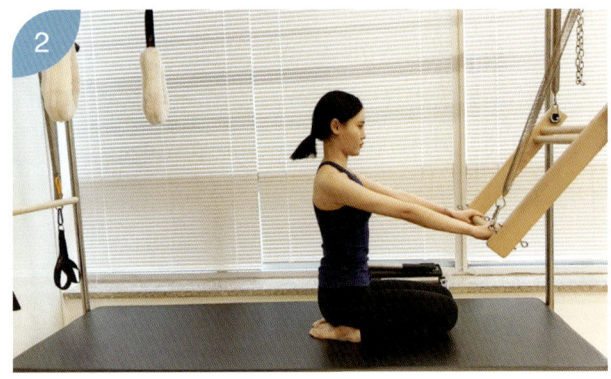

2 어깨뼈를 내려주며 바를 아래로 내린다. 팔꿈치가 펴질 때까지 바를 아래로 밀어준다.

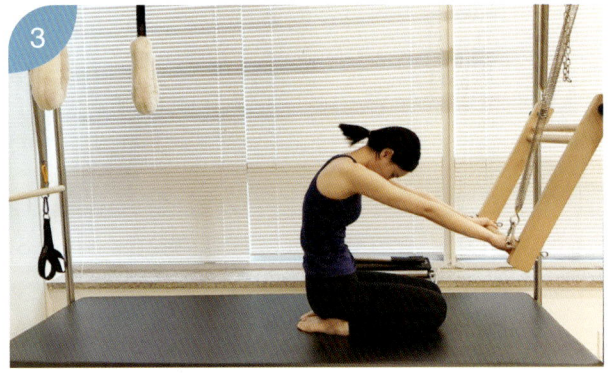

3 척추를 길게 늘여준다.

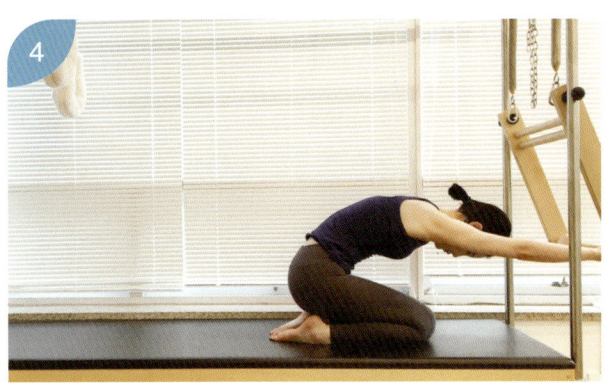

4 머리부터 차례로 척추를 분절시켜 C곡선 자세를 만들고 엉덩이를 들어 바를 전방으로 밀어낸다. 숨을 들이쉰다.

Lesson ❷ 기구

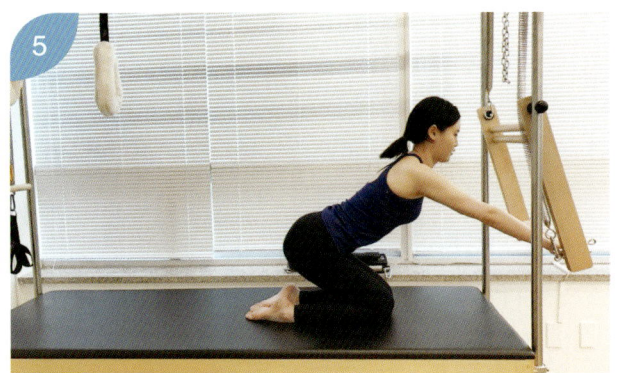

5 복부를 수축하고 엉덩이를 뒤꿈치 쪽으로 밀며 C 곡선 자세로 돌아간다.

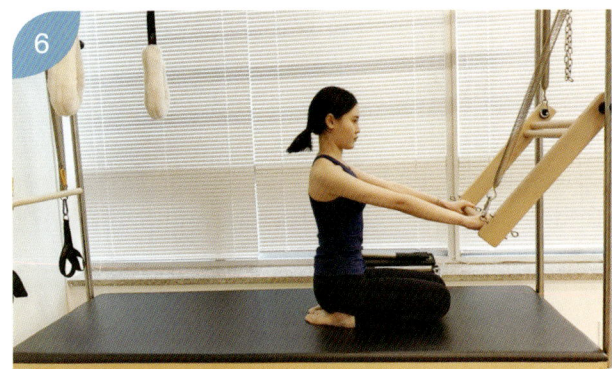

6 척추를 하나씩 세워주고 척추가 완전히 펴질 때까지 팔은 앞으로 계속 뻗어준다. 다음 팔꿈치를 아래로 굽혀 바를 위로 올려준다.

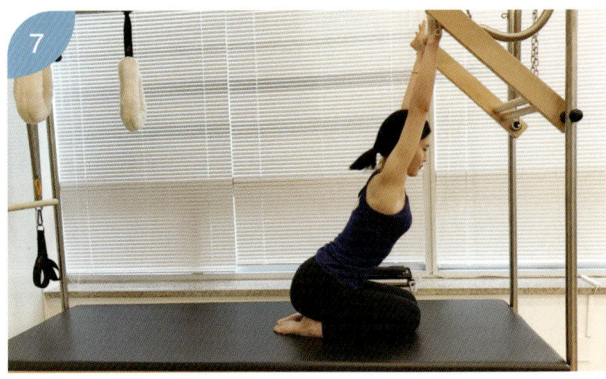

7 팔을 위로 뻗어 바를 올려 척추와 넓은등근을 스트레칭한다.

작용근육	– 복근, 등 폄근
목 적	– 척추 분절 움직임, 어깨 유연성 증진
machine setting	– blue & yellow upper spring

1. 캐딜락

4 스탠딩 캣 스트레칭(standing cat)

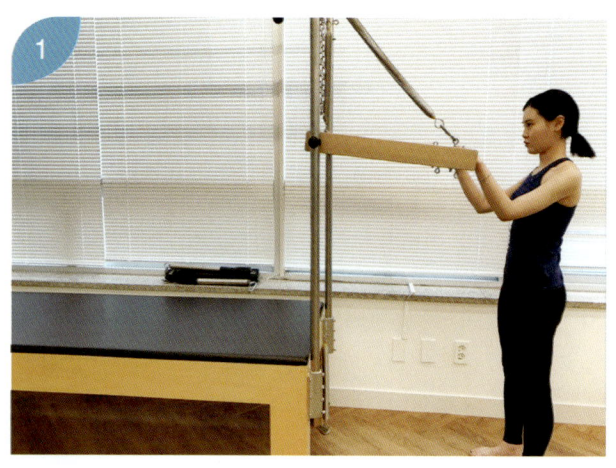

1 시작자세

캐딜락 앞에 선 자세에서 시작한다. 이때 바가 일직선으로 나란히 되도록 하여 손은 바 위에 올려놓는다. 팔은 90도로 굽혀주고 숨을 들이쉬며 다음 동작을 준비한다.

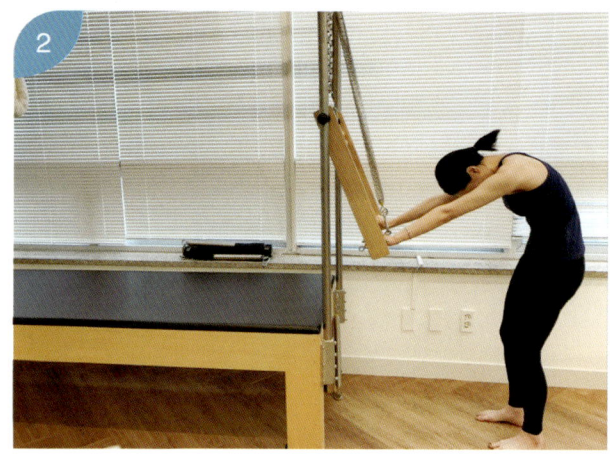

2 넓은등근을 이용하여 어깨뼈를 내리며 바를 아래로 내려주고 팔이 펴질 때까지 바를 아래로 밀어준다.

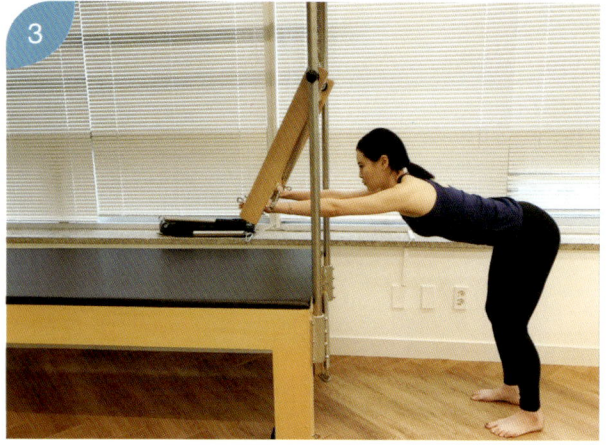

3 무릎을 약간 굽혀 머리부터 차례대로 척추 분절시켜 C곡선 자세를 만든다. 무릎을 더 굽히며 엉덩이를 들어올려 바를 전방으로 밀어낸다.

Lesson ❷ 기구

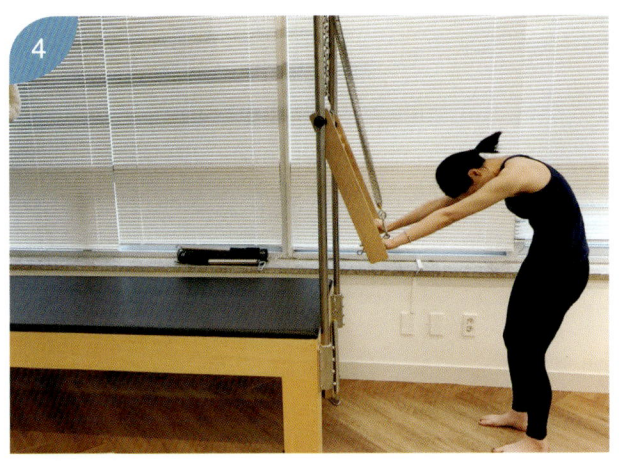

4 천천히 일어나며 복부를 수축하여 엉덩이를 뒤꿈치쪽으로 밀며 C곡선 자세로 돌아간다.
척추를 하나씩 쌓아 올리듯 차례대로 세워주고 척추가 완전히 세워질 때까지 팔은 앞으로 계속 뻗어준다. 다음 팔꿈치를 아래로 굽혀 바를 위로 올려준다.

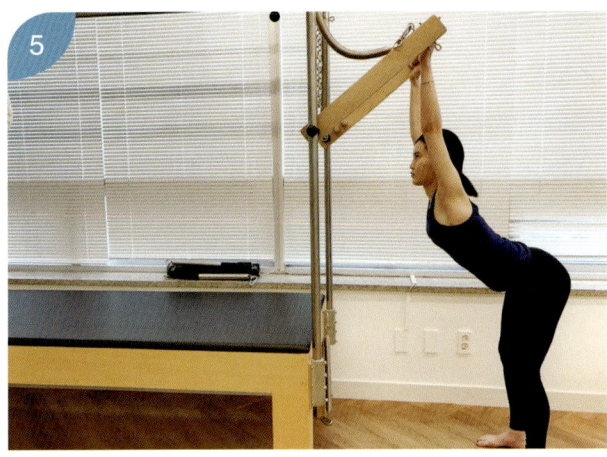

5 무릎을 굽히고 팔을 위로 뻗어 바를 올리고 척추를 스트레칭을 한다.

작용근육	– 복근, 등 폄근
목 적	– 척추 분절 움직임, 어깨 유연성 증진
machine setting	– blue & yellow upper spring

1.캐딜락　45

5 닐링 캣 스트레칭(kneeling cat)

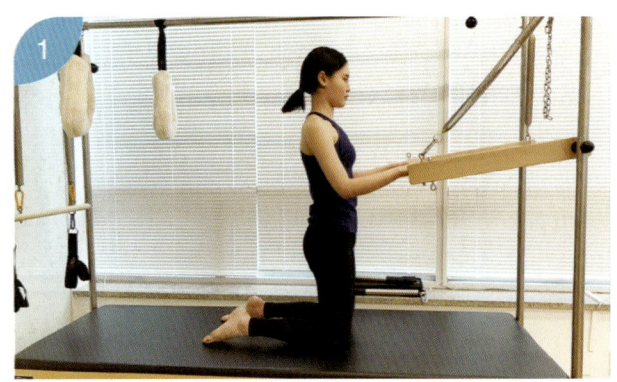

1 시작자세
무릎을 세운 자세로 앉아 무릎과 바가 일직선이 되게 한다. 손을 바 위에 올려놓는다. 팔은 90도로 굽혀주고 숨을 들이쉬며 다음 동작을 준비한다.

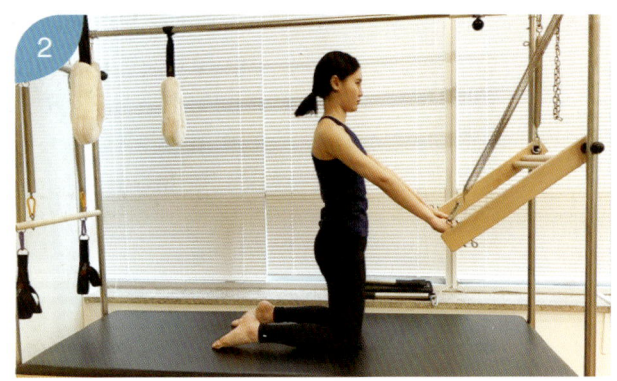

2 넓은등근을 이용하여 어깨뼈를 내리며 바를 아래로 내려주고 팔이 펴질 때까지 바를 아래로 밀어준다.

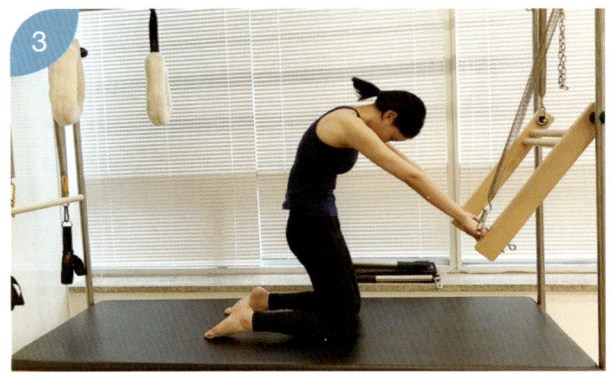

3 머리부터 차례대로 척추 분절시켜 C곡선 자세를 만들고 엉덩이를 들어올려 바를 전방으로 밀어낸다.

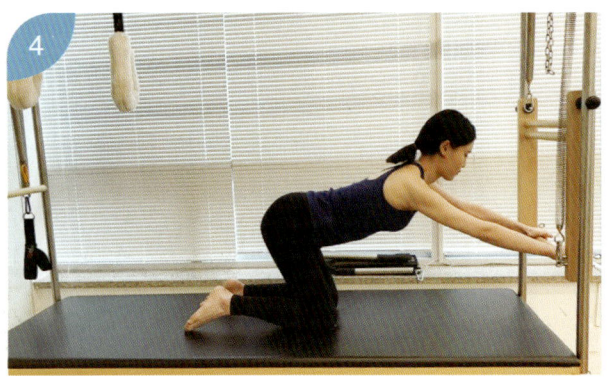

4 복부를 수축하며 바를 뒤로 당긴다.

Lession ❷ 기구

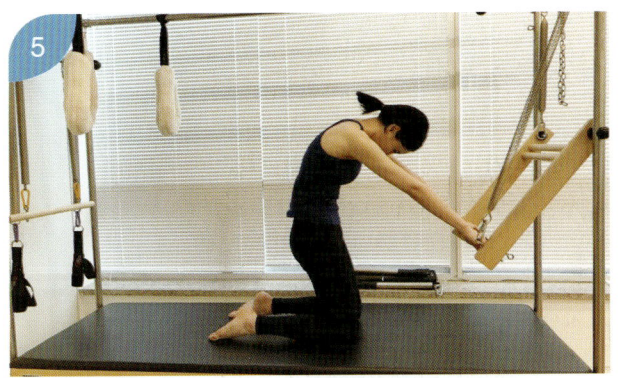

5 천천히 일어나며 복부를 수축하여 엉덩이를 뒤꿈치 쪽으로 밀며 C곡선 자세로 돌아간다.

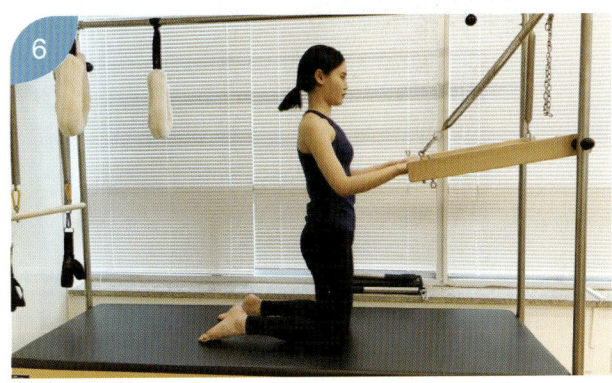

6 척추를 하나씩 쌓아 올리듯 차례대로 세워준다. 팔을 다시 90도로 굽혀준다.

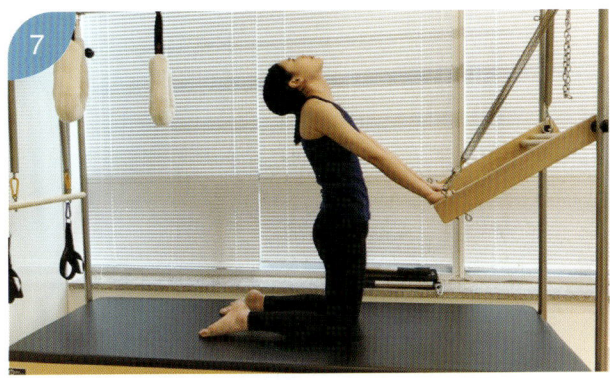

7 팔꿈치를 펴서 바를 밀어내며 고개를 뒤로 펴하여 목뼈까지 스트레칭되도록 한다.

작용근육	– 복근, 등 펴근
목　적	– 척추 분절 움직임, 어깨 유연성 증진
machine setting	– blue & yellow upper spring

1.캐딜락

6 스탠딩 사이드 캣 스트레칭(standing side cat)

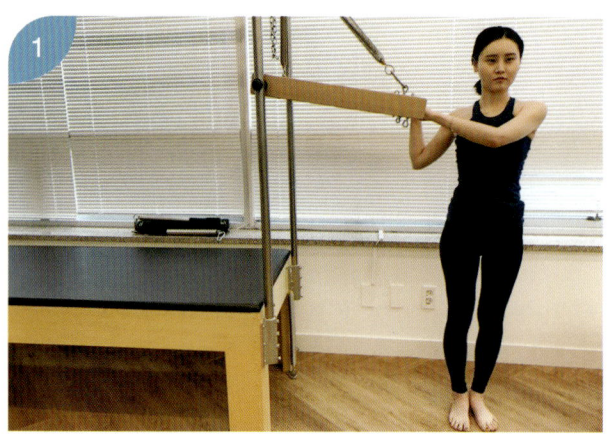
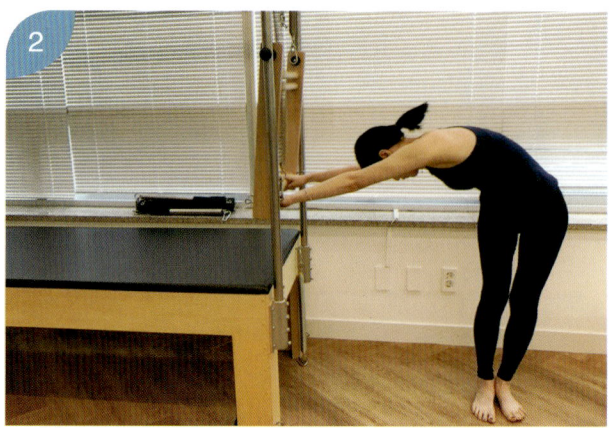

1 시작자세
바 옆에 1m정도 떨어져서 어깨 넓이로 발을 벌리고 선다. 동측 바를 잡은 손을 90도로 굽히고 어깨는 내린다.

2 바를 잡은 손을 밀어내며 배꼽을 당기고 둔근을 쪼인다. 팔을 뻗은 손은 아래로 밀어내며 회전을 통해 척추를 C곡선 자세로 만든다. 이때 뒷목이 꺾이지 않게 턱을 살짝 당겨 허리네모근(요방형근)이 이완되게 한다.

7 씨 커브 펄스(C-Curve Pulse)

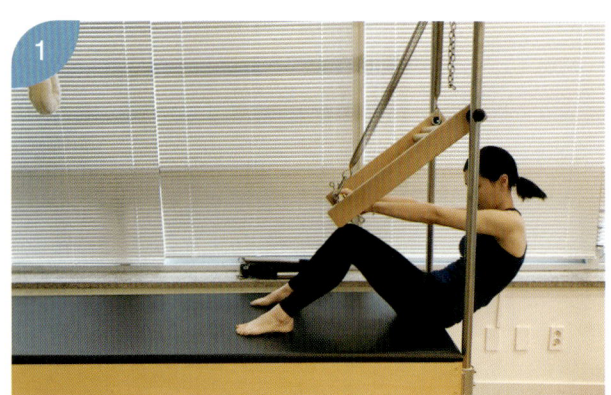
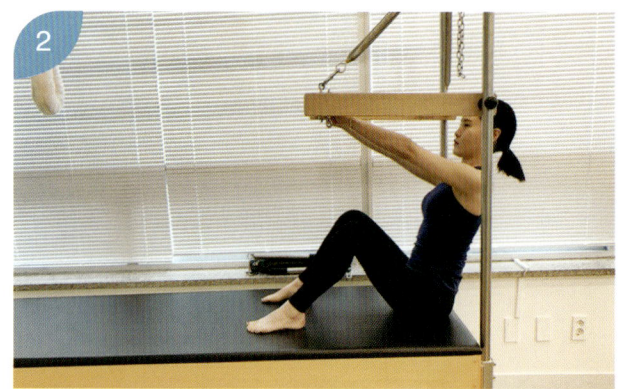

1 시작자세
캐딜락에서 6~8인치 떨어진 곳에 키가 커지는 자세로 앉는다. 팔은 길게 뻗어 어깨를 내려준다.

2 바를 잡고 골반부터 허리뼈, 등뼈, 목뼈 순서대로 굽혀 척추를 C곡선 자세로 만든다.
골반부터 허리뼈, 등뼈, 목뼈 순서대로 시작자세로 돌아간다.

machine setting — blue & yellow upper spring

8 싱글 암 인어 자세(single arm mermaid prep)

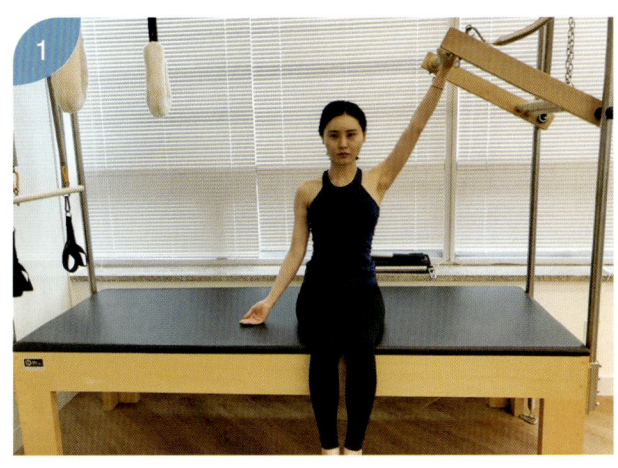

1 시작자세

한쪽 테이블 옆으로 다리를 떨어뜨리고 앉는다. 바를 아래로 내렸을 때 90도가 나올 수 있도록 한쪽 손을 바위에 올려놓는다. 숨을 들이쉬며 다음 동작을 준비한다.

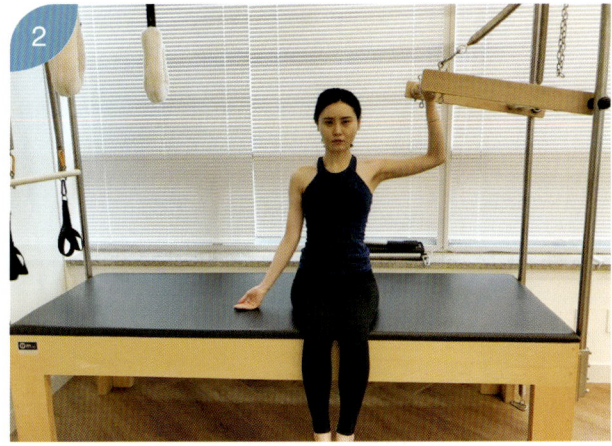

2 어깨를 등 뒤로 내리면서 팔꿈치를 아래로 내려준다. 이때 팔꿈치가 펴질 때까지 바를 밀어준다.

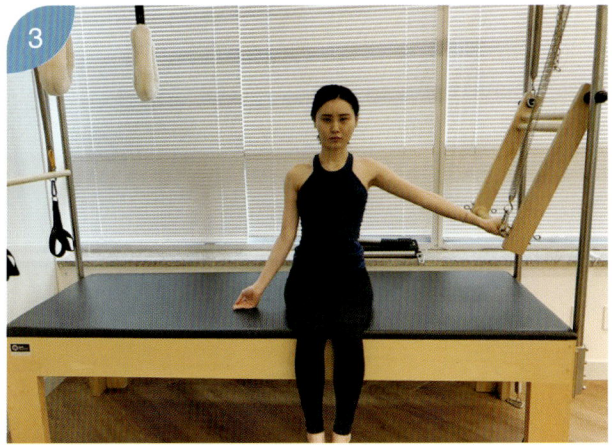

3 반대쪽 팔을 귀 옆으로 가져가 몸통을 옆으로 굽힌다. 이때 바를 미는 팔꿈치가 굽혀지거나 어깨가 흔들리지 않도록 한다.

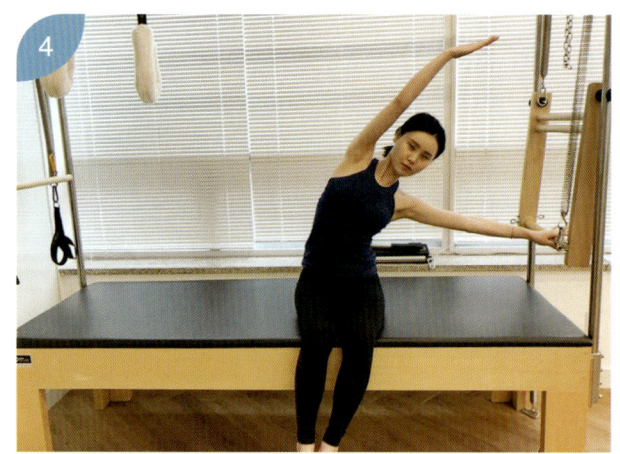

4 천천히 다리를 양쪽 발끝을 나란히 맞춰 무릎을 펴서 캐딜락 위에 올리고 한쪽 엉덩이에 체중이 가해지도록 한다. 계속해서 바를 멀리 밀어주듯 뻗어 주며 흉곽을 위로 끌어올린다.

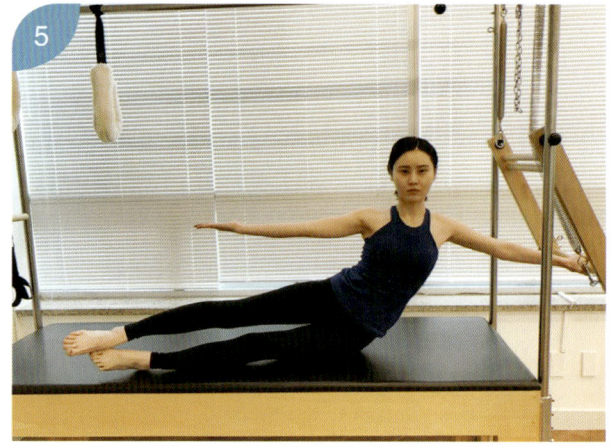

5 시작자세로 돌아간다.

machine setting
— blue & yellow upper spring

9 엎드리기(cygnet)

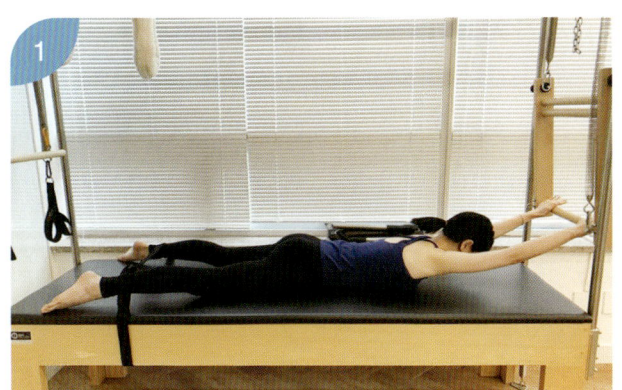

1 시작자세

머리는 바쪽으로 향하고 발은 골반 넓이만큼 벌리고 외회전시킨 상태로 고정시켜 엎드린다. 팔꿈치를 펴서 팔을 뻗어 바 위에 손을 올려놓는다. 숨을 들이 마시며 다음 동작을 준비한다.
어깨를 내려 주면서 바를 몸쪽으로 당겨준다. 어깨뼈를 넓은등근을 이용하여 끌어내려준다.
어깨를 귀쪽으로 끌어올리고 바를 머리 위로 밀며 올려준다.

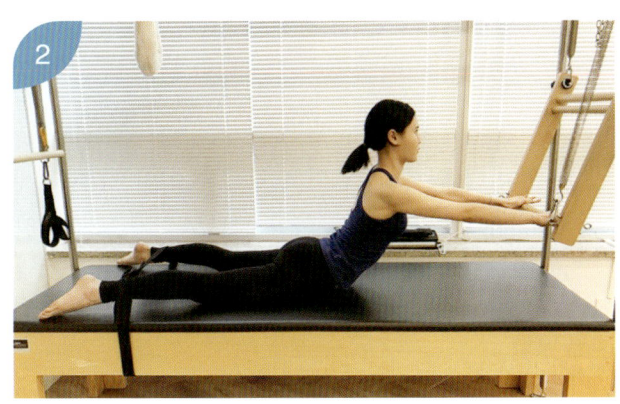

2 어깨뼈를 내릴 때 배꼽을 척추 쪽으로 밀어넣으며 넓은등근을 사용하여 바를 몸통쪽으로 당겨온다. 머리부터 들어올려 아기 백조 자세를 한다. 팔은 강하고 길게 사용하며 복부를 수축시켜 매트에서 들어올린다. 앞엉덩뼈가시는 매트를 향하도록 한다. 둔근을 조여 허리를 보호한다. 시작자세로 돌아간다.

작용근육	– 등 폄근
목 적	– 등 폄근 강화, 견갑대와 복근 조절
machine setting	– blue & yellow upper spring

10 큰 백조 자세(high swan)

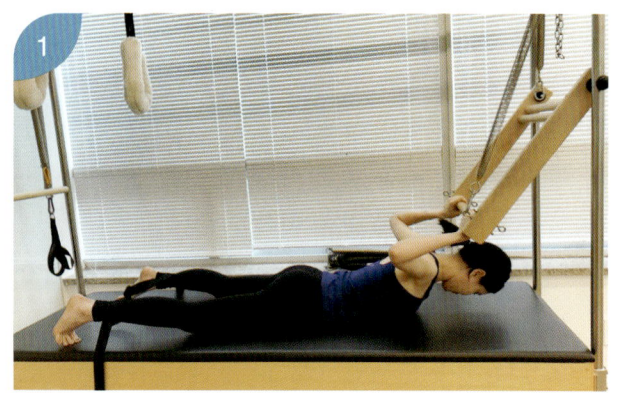

1 시작자세

머리는 바 쪽으로 향하고 발은 골반 넓이만큼 벌리고 외회전시킨 상태로 고정시켜 엎드린다. 팔꿈치를 펴서 팔을 뻗어 바 위에 손을 올려놓는다. 숨을 들이쉬며 다음 동작을 준비한다.

얼굴을 계속해서 매트 쪽으로 향하게 하고 목의 긴장을 푼다. 어깨뼈는 넓은등근을 이용하여 끌어내리고 팔꿈치는 몸 바깥쪽으로 넓게 벌리면서 굽혀 바를 머리 위로 당겨준다. 이때 어깨를 넓혀주며 흉근을 스트레칭한다.

워하우스를 사용하여 허리를 보호하고 바를 위로 들어올리며 low swan 자세를 한다.

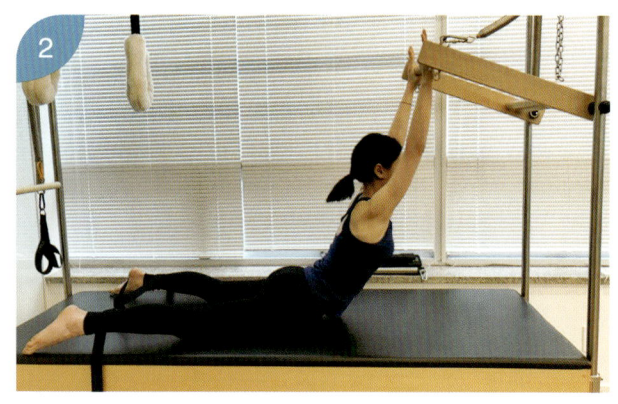

2 바를 머리 위까지 더 위로 들어 올리며 척추를 세워 'high swan'에 도달한다. 복부는 계속 수축한 채 매트에서 들어올려주며 앞엉덩뼈가시는 매트를 향하도록 한다. 이때 둔근을 강하게 조여주어 허리를 보호한다.

숨을 들이쉬며 스트레칭한다.

시작자세로 돌아간다.

작용근육	– 등 폄근
목 적	– 등 폄근 강화, 어깨와 복근 조절, 어깨 부위의 유연성 증가
machine setting	– blue & yellow upper spring

11 인어 자세(mermaid)

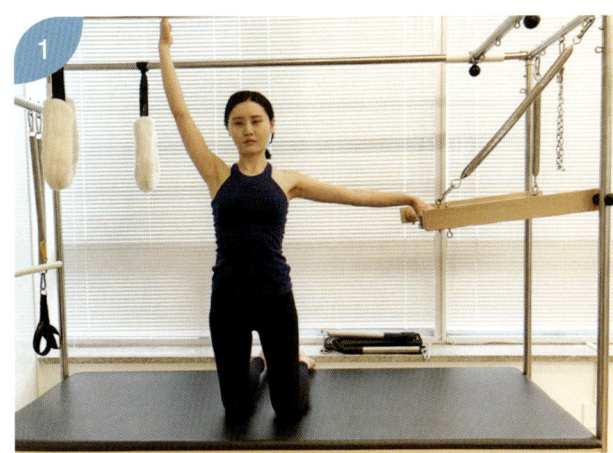

1 시작자세
양발 무릎 선 자세에서 골반을 정렬하고 한쪽 손은 바를 잡고 다른 손은 귀 옆으로 들어올린다.

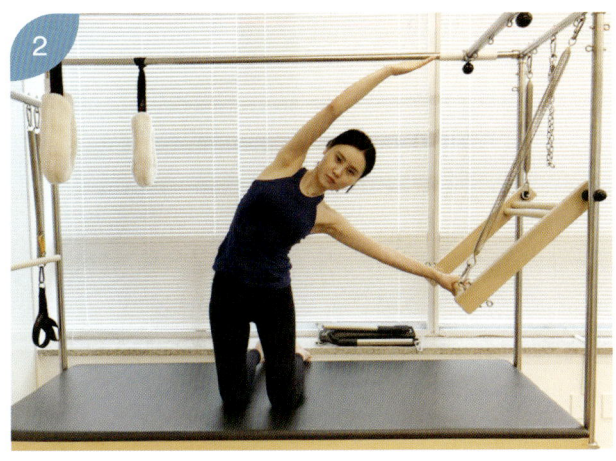

2 바를 잡은 손은 팔꿈치를 펴고 체중이 바에 실리지 않게 하여 밀어주며 몸통은 굽힘한다. 골반이 한쪽으로 밀리거나 둔부가 뒤로 밀리지 않게 한다.

machine setting
- blue & yellow upper spring

1. 캐딜락

12 포트 데 브래스(port-de-bras)

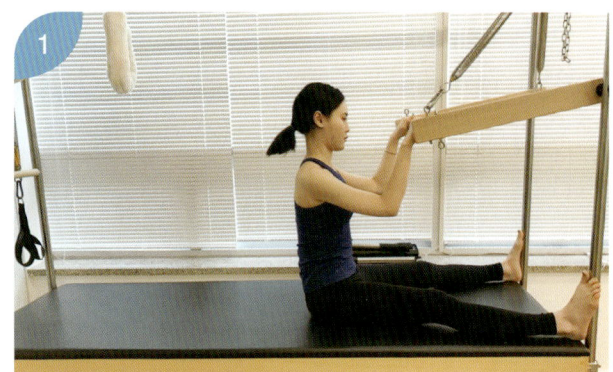

1 시작자세
양손은 바를 잡고 골반 중립 자세로 척추를 정렬하여 앉고 발바닥으로 기둥을 밀어내듯 뻗는다.

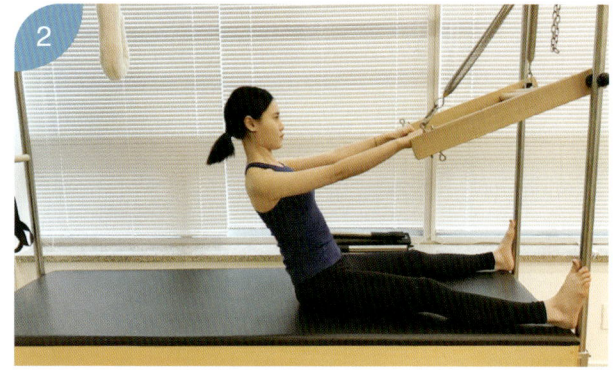

2 숨을 내쉬며 팔꿈치는 펴고 척추는 곧게 뻗어준다.

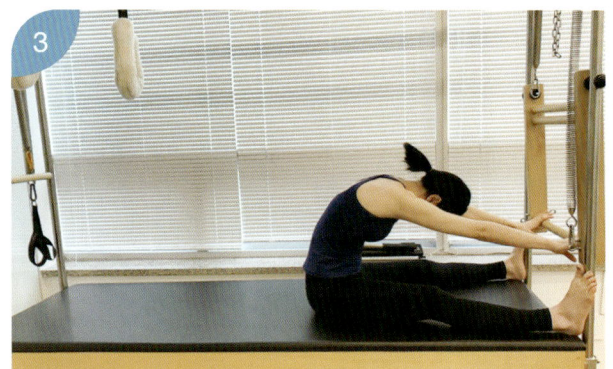

3 양손은 바를 밀어내며 몸통을 앞으로 굽혀 등척추와 엉덩관절 폄근을 스트레칭한다.

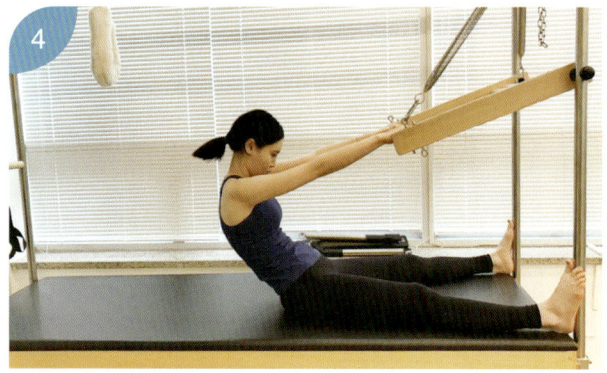

4 골반을 후방으로 당기며 등을 둥글게 말아 몸통을 C곡선으로 만든다.

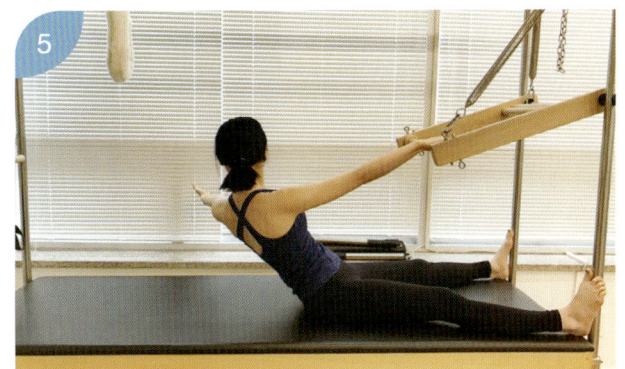

5 골반을 후방으로 당긴 채 한쪽 팔은 수평으로 벌려준다.

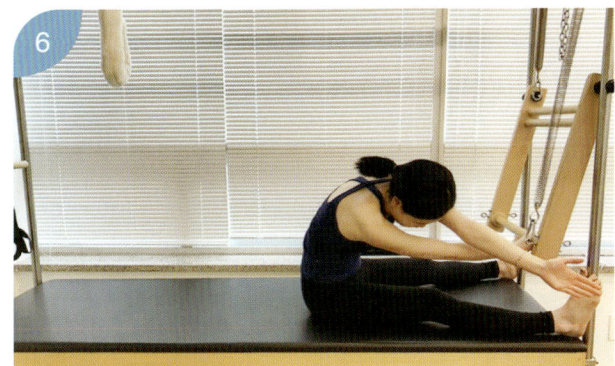

6 수평으로 벌렸던 팔을 벌린팔 반대 쪽 기둥으로 돌려 사선으로 뻗어준다.

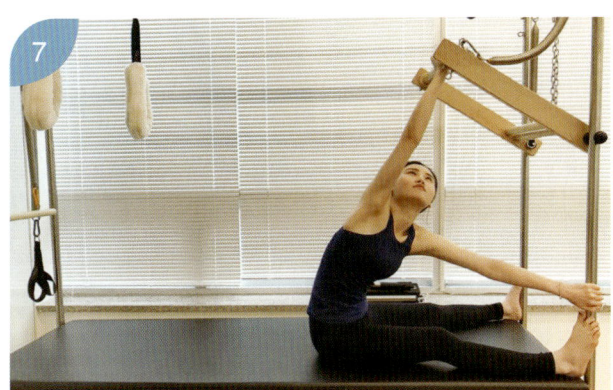

7 사선으로 뻗은 팔은 반대쪽 기둥을 잡고 바를 잡고 있는 손을 위로 올려 스트레칭한다. 삼두근, 넓은등근, 척추기립근이 이완된다. 팔을 뻗은 후 동측 어깨뼈를 상방 회전시키면 넓은등근 이완은 더욱 극대화된다.

	작용근육	– 배빗근(복사근)
	목 적	– 복근 조절, 빗근 유연성 증진, 어깨 모음근 스트레칭
	machine setting	– blue & yellow upper spring

3 하지

1 풋 워크(foot work)

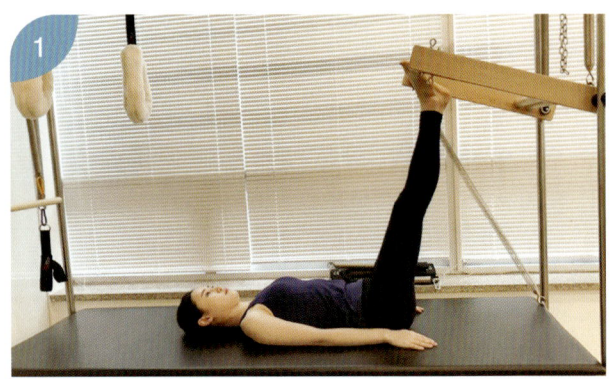

1 시작자세

골반 중립 자세로 누워 양쪽 발은 바 위에 올려놓는다. 양팔은 몸통 옆에 나란히 놓는다. 손바닥은 바닥을 향하도록 한다. 양손은 몸통 옆에 양발을 바 위에 둔다.

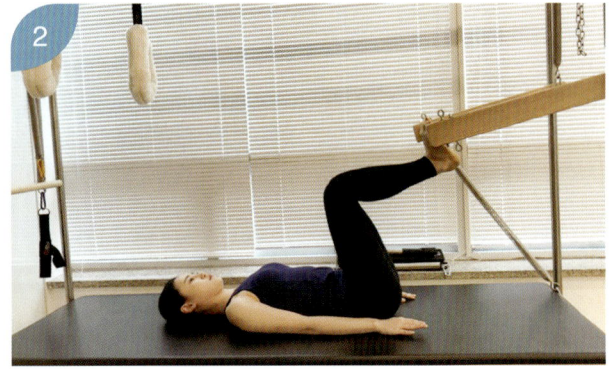

2 숨을 들이쉬며 몸통을 정렬하고 무릎을 굽힌다.

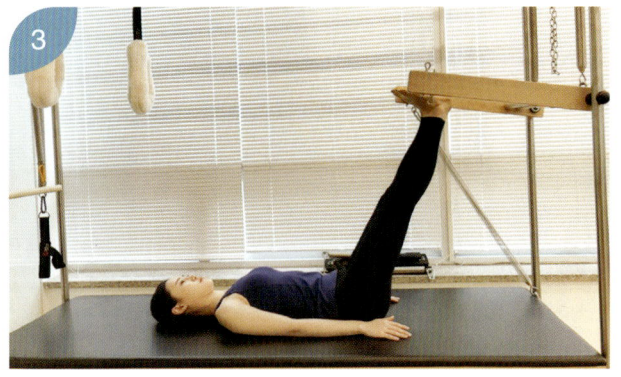

3 양발을 발등 굽힘하고 무릎을 편다. 다시 발바닥 굽힘한다. 다리를 들면 골반이 뒤로 밀리기 쉬우므로 반드시 골반 중립을 유지한다.

작용근육 — 햄스트링, 넙다리네갈래근

목 적 — 힙 폄근과 모음근, 무릎 폄근의 강화, 햄스트링 유연성 증진, 골반·허리 안정

machine setting — blue & yellow lower spring

2 힙 익스텐션(hip extension)

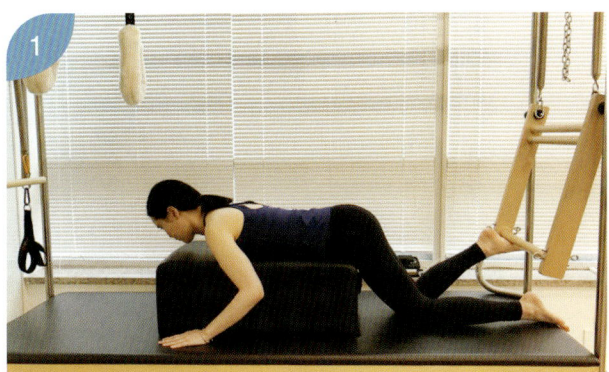

1 시작자세
캐딜락 위에 롱 박스를 두고 그 위에 골반 중립을 유지한 채 엎드리고 한쪽 발의 발바닥을 바에 댄다.

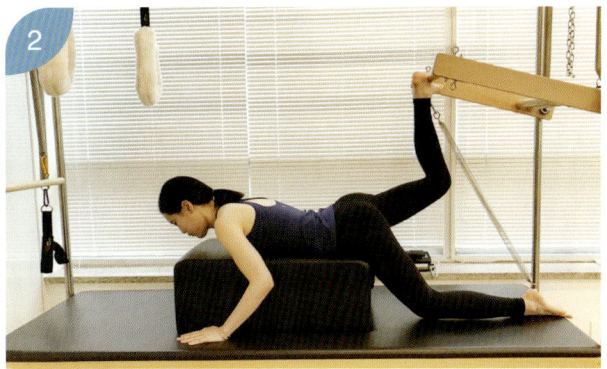

2 골반 중립이 최대한 무너지지 않도록 둔근을 조이며 다리를 들어 바를 들어올린다.

➕ 변형 동작

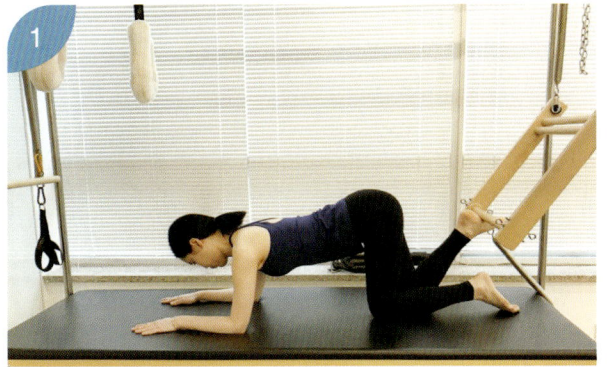

❶ 롱 박스를 없애고 1번 동작을 진행한다.

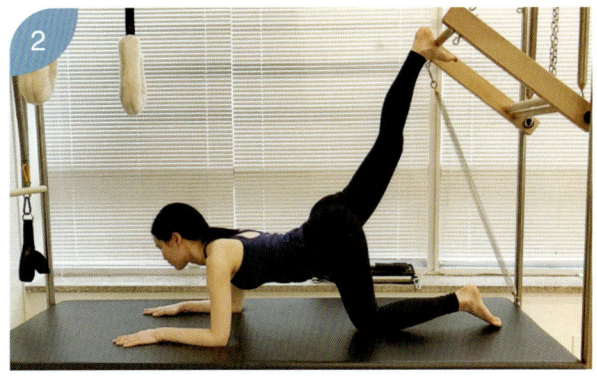

❷ 롱 박스를 없애고 2번 동작을 진행한다.

> **machine setting**
> — blue & yellow lower spring, chain, box

3 펠빅 프레스 (pelvic press)

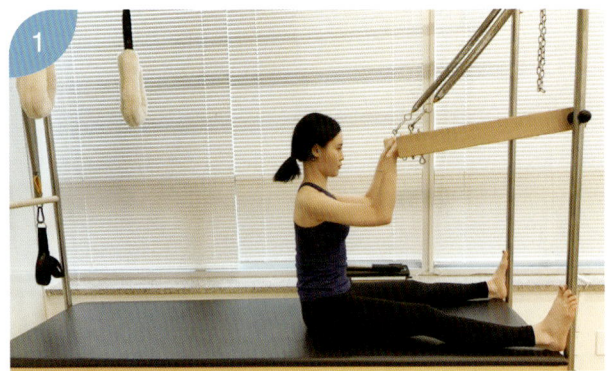

1 시작자세
양손은 바를 잡고 골반 중립 자세로 척추를 정렬하여 앉고 발바닥으로 기둥을 밀어내듯 뻗는다.

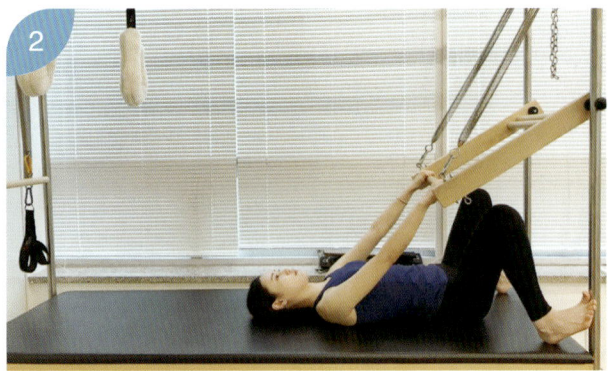

2 롤 다운으로 내려가서 브릿지 자세를 취한다.

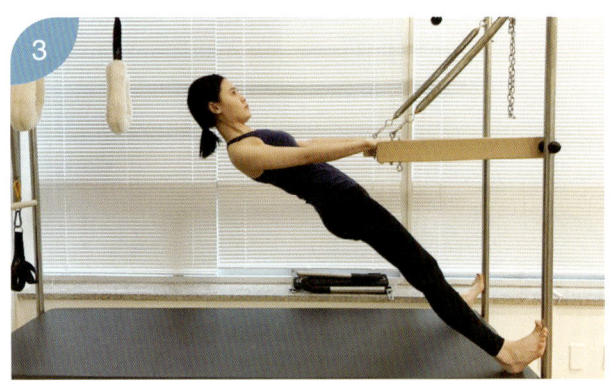

3 펠빅 리프팅할 때 척추를 뒤에서 밀어낸다 생각하고 올라온다. 하지 정렬을 잘 유지하고 척추를 길게 유지하며 골반이 뒤로 밀려나지 않도록 한다.

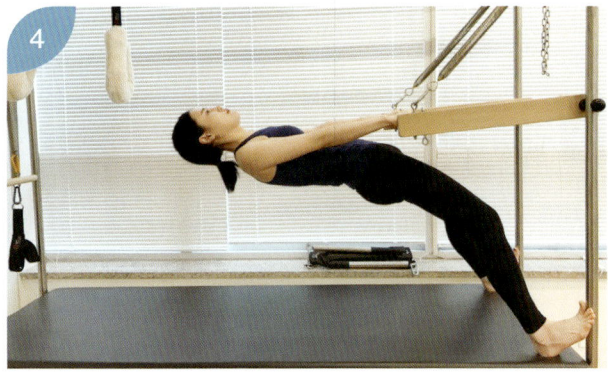

4 천천히 무릎을 굽히여 머리부터 폄한 후 2번 자세로 돌아간다. 허리와 목이 과도하게 꺾이지 않도록 주의하며 둔근의 힘으로 수축 상태를 유지한다.

machine setting
- blue & yellow upper spring, lower spring

4. 앉은 자세 스쿼트 & 한쪽 다리 스쿼트(sitting position & one leg squat)

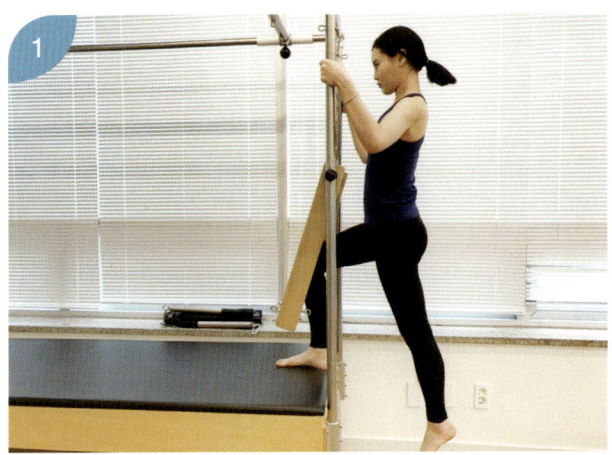

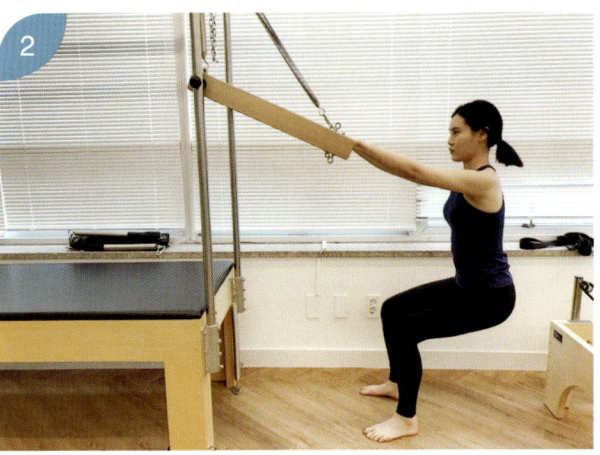

1 시작자세
바 옆에 어깨 넓이보다 좀 더 넓게 하여 바로 서서 발을 바깥번짐한다.

2 의자에 앉은 자세를 하여 골반은 전방으로 무릎을 굽혀 바닥과 엉덩관절이 수평선에 있게 한다. 척추를 곧게 세운다.

3 다시 동작의 역순으로 시작자세로 돌아간다.

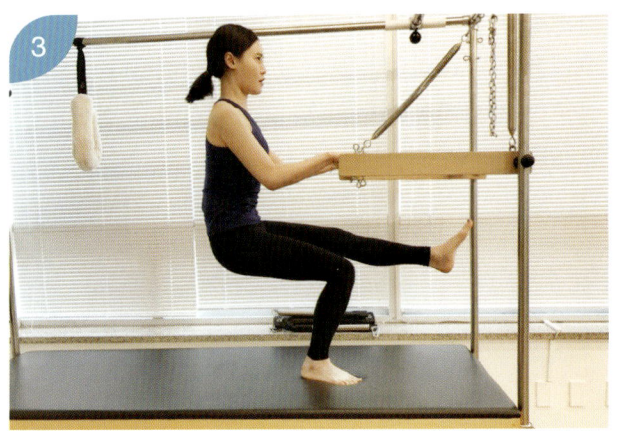

- 작용근육 — 두갈래근(이두박근), 넙다리네갈래근
- 목 적 — 팔꿈치 굽힘근과 무릎 폄근의 강화, 무릎 조절, 정렬 증진과 몸통 안정
- machine setting — blue & yellow upper spring

5 전갈 자세 (scolpion)

straight postion

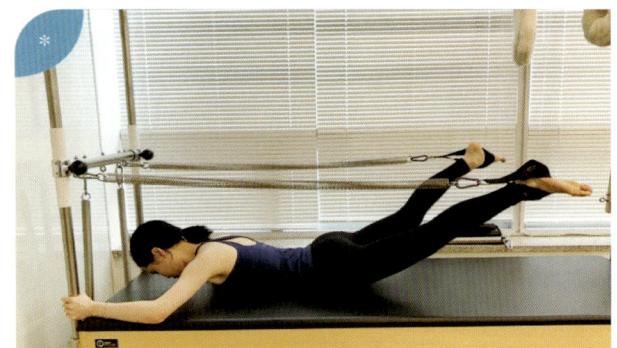

시작자세

스프링바 앞에 엎드려 양손은 기둥을 잡고 발에 스프링을 끼우고 턴아웃한다.
둔근의 힘을 이용하여 발로 스프링 바를 밀어낸다.

frog position

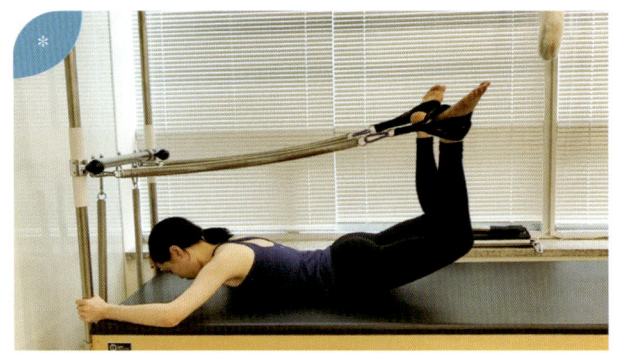

시작자세

스프링바 앞에 엎드려 양손은 기둥을 잡고 발에 스프링을 끼우고 다리는 프로그 자세를 취한다.
프로그 자세에서 둔근의 힘을 증대시켜 천천히 스프링 바를 밀어낸다.

box position

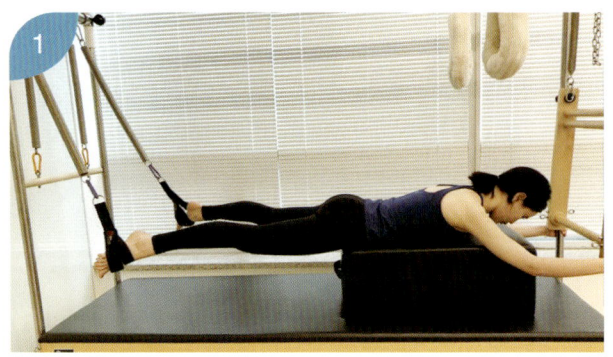 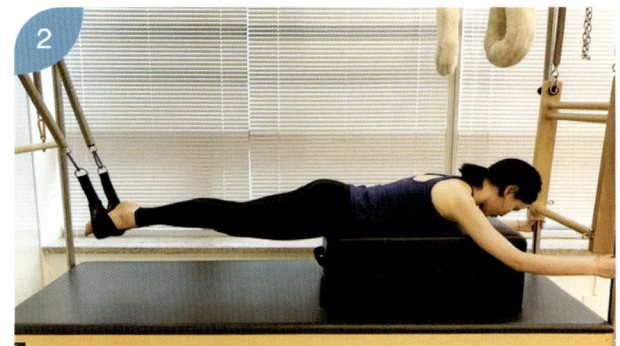

1~2 바 앞에서 롱 박스 위에 엎드린다. 내전시 발을 턴아웃하고 외전시 토인한다.

6 발레 스트레칭 로워(ballet stretch lower)

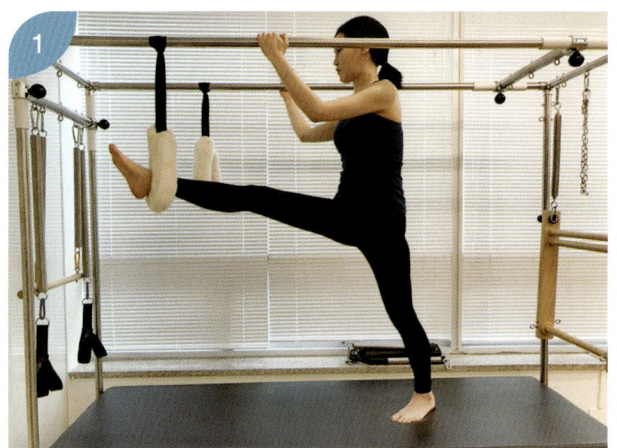

1 시작자세
푸지 앞에 서서 반대측 푸지에 발을 걸어 앞으로 스트레칭하여 햄스트링을 스트레칭한다.

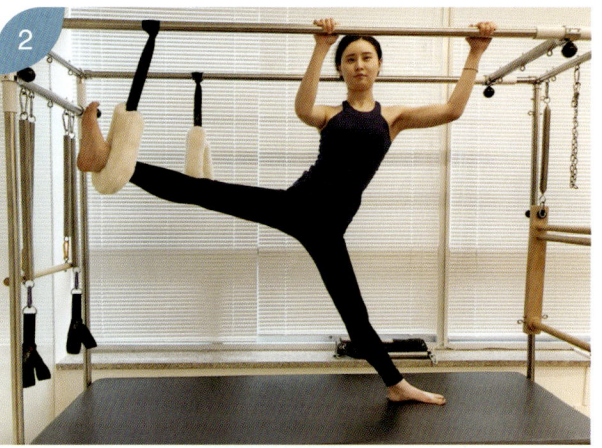

2 푸지 옆쪽으로 발을 돌려 건다. 딛고 있는 발은 외회전하여 주며 옆으로 밀며 모음근을 스트레칭한다.

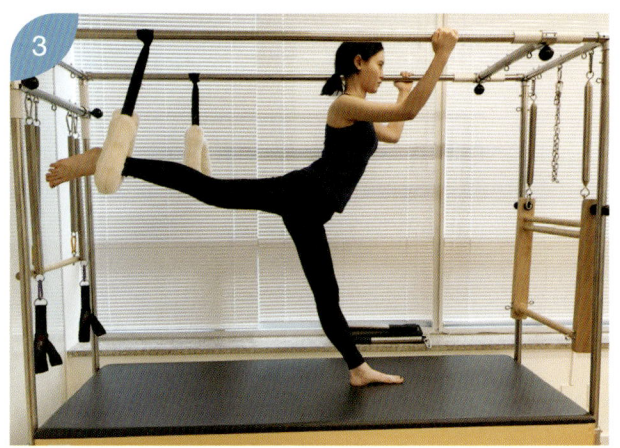

3 푸지 1m앞 두발로 선다. 동,편측 발은 푸지에 걸어 back stretch 테이블에 놓여진 발은 굴곡 가능하다.

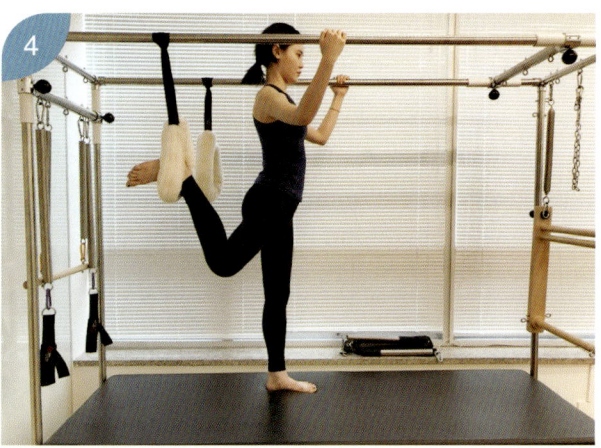

4 푸지를 뒤로 두고 선다. 한쪽 발을 푸지에 걸고 무릎을 굽혀 푸지 가까이 몸을 가져간다. 딛고 있는 발은 무릎을 굽혀 대퇴사두근을 스트레칭한다.

4 상지

1 더블 렛 풀(double lat pull)

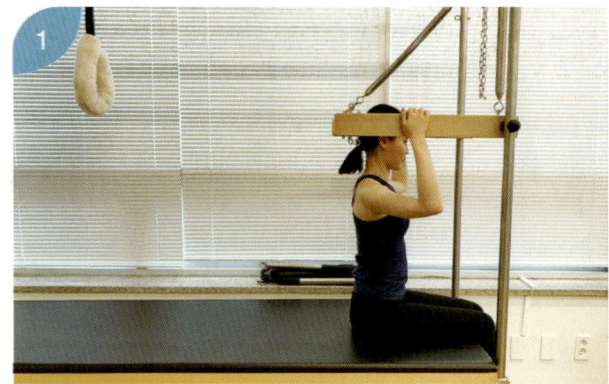

1 시작자세
바 안쪽으로 앉아 골반과 척추를 정렬하여 앉는다. 손은 바의 측면을 잡는다.

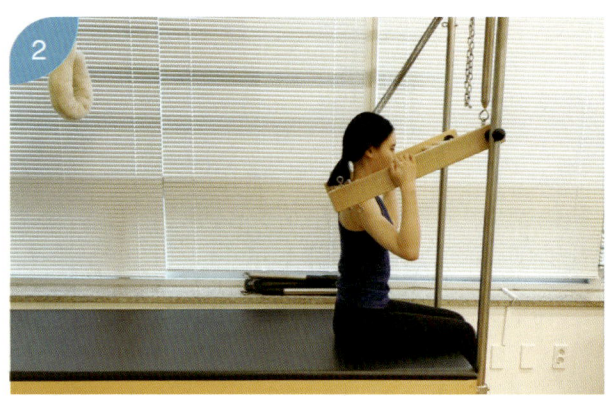

2 바를 잡은 손으로 팔꿈치를 이용해 어깨뼈를 밑으로 내린다. 이때 위팔두갈래근(상완이두근)의 힘으로 당기지 않는다.

> **machine setting**
> – blue & yellow upper spring

Lession ❷ 기구

2 리버스 암(reverse arms)

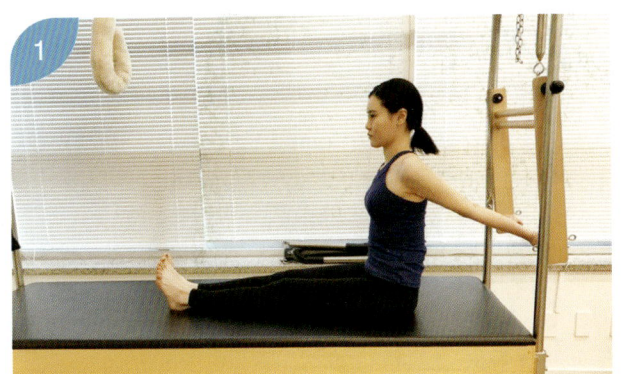

1 시작자세

캐딜락 위에 무릎을 펴고 발목을 발등 굽힘하여 앉는다. 양손을 뒤쪽으로 보내 바를 잡는다. 척추와 골반 정렬을 맞춰준다. 숨을 들이쉬며 다음 동작을 준비한다.

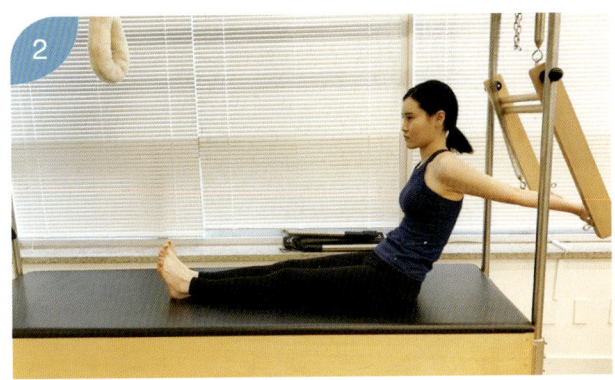

2 바를 잡은 손을 뒤로 밀어내며 복부와 둔근을 수축하고 척추를 C곡선로 만든다. 이때 뒷목이 꺾이지 않게 턱을 당긴다. 더 밀어내며 스트레칭한다.

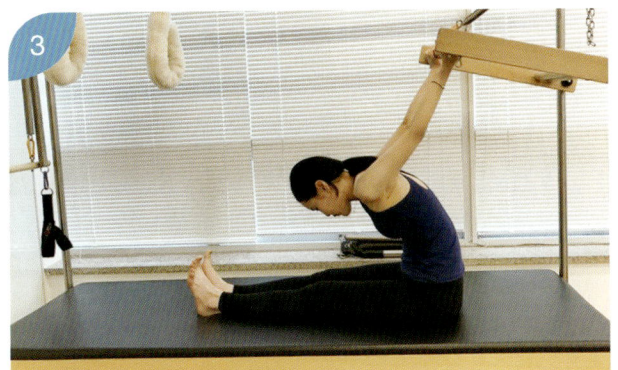

3 발등 굽힘을 유지하며 등을 둥글게 말아 앞으로 가져온다. 가동 범위만큼 바를 밀고 있는 팔을 들어올린다.
숨을 들이쉬며 조금 더 들어올린다.

machine setting
— blue & yellow upper spring

1. 캐딜락

3 암푸쉬(arm push)

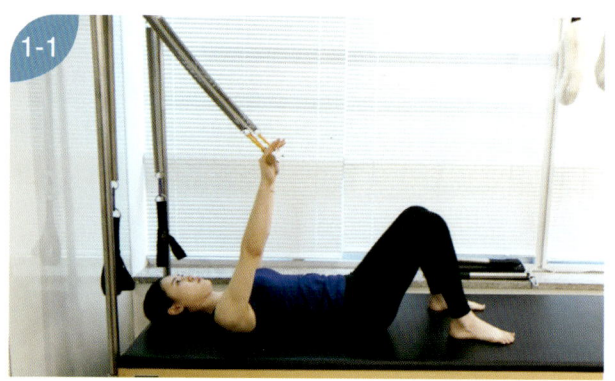

1-❶ 시작자세

골반 넓이로 팔을 벌리고 무릎은 굽히고 눕는다. 팔은 팔꿈치를 펴서 쭉 뻗어 스프링 바 위에 올려 놓는다.

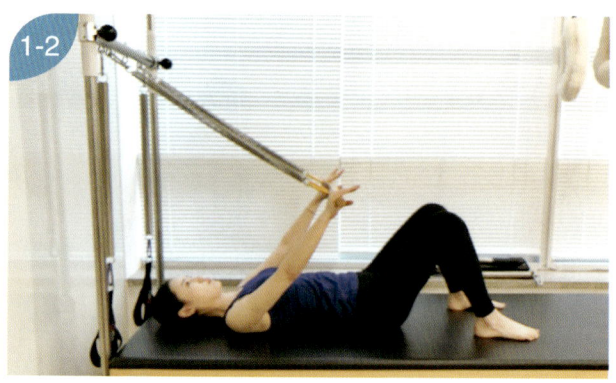

1-❷

스프링바를 잡은 손을 아래로 내린다. 이때 팔의 움직임으로 동작하지 않고 어깨로 끌어내린다. 어깨를 바닥에서 떨어지지 않도록 한다.

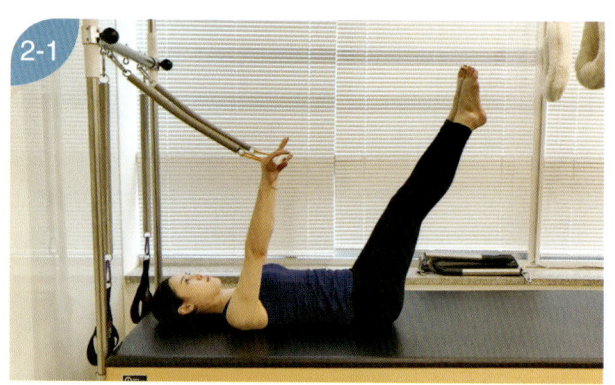

2-❶ 시작자세

양발은 무릎을 펴서 들어올리고 팔꿈치는 펴서 스프링바를 잡고 눕는다.

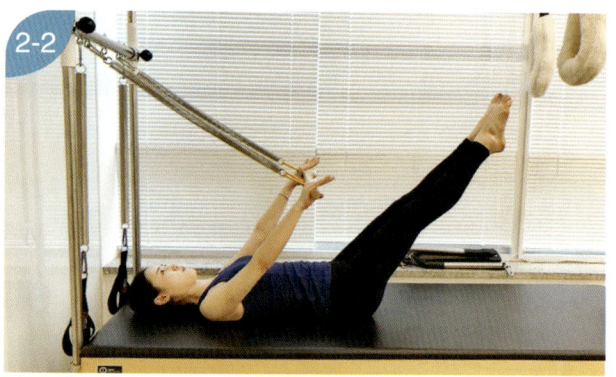

2-❷

팔을 내리며 상체도 같이 일으킬 수 있다.

machine setting
- roll bar & leg spring & hand spring

4. 스트레칭 암 닐링(stretch arms kneeling)

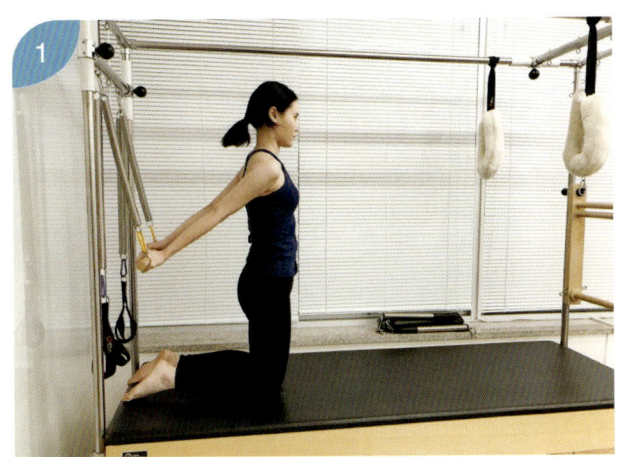

1 시작자세
무릎선 자세로 스프링 바를 등 뒤로 하여 손을 올려 잡는다.

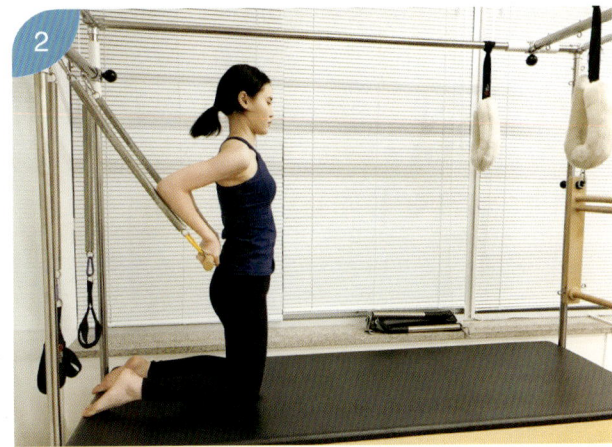

2 팔을 몸 앞쪽으로 굽힌다. 이때 등이 굽혀지지 않도록 복부를 수축하며 척추를 길게 뻗어준다.

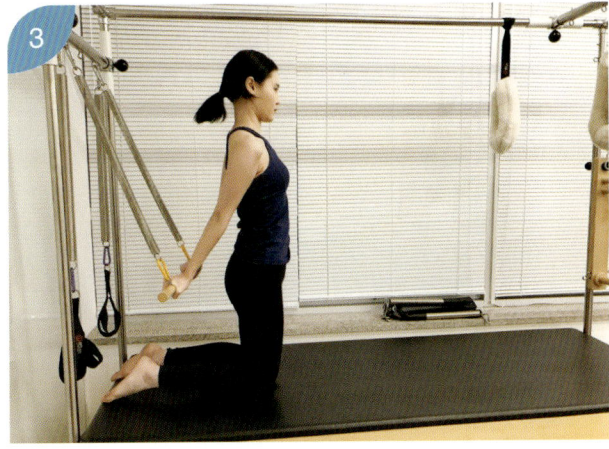

3 팔을 굽힌 상태에서 그대로 스프링 바를 아래로 내리며 팔꿈치를 편다. 시작자세로 돌아간다.

machine setting — roll bar

5 뒤로 매달리기(pull up)

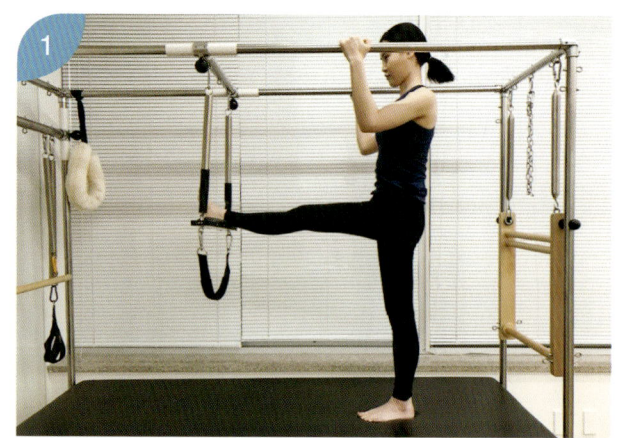

1 **시작자세**
몸을 사각바 쪽을 향하여 선다. 한쪽 발을 사각바에 올린다. 위팔두갈래근을 사용하여 몸을 들어올리며 나머지 한쪽 발을 사각바에 올린 후 꼬리뼈를 매트 쪽으로 내린다. 숨을 들이쉬며 다음 동작을 준비한다.

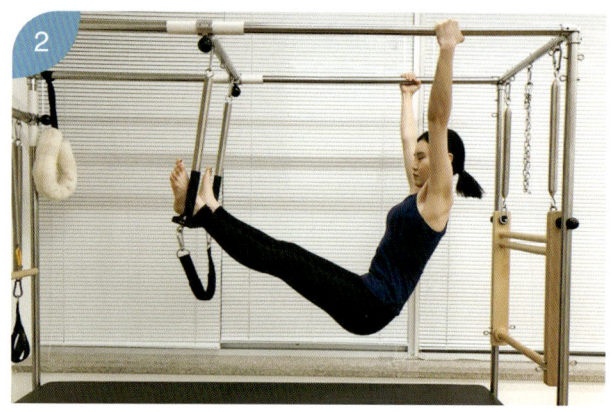

2 다리를 사각바에 올린 상태로 둔근의 힘을 풀어 준비 자세를 한다.
목뼈를 폄하여 젖힌다. 복부와 둔근에 힘을 주어 엉덩이를 후방으로 만들며 들어올려 몸을 납작하게 유지한다. 팔에 모든 체중이 실리지 않도록 한다.

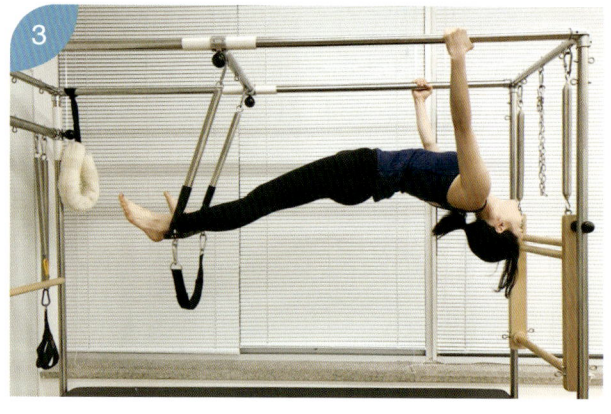

3 자세를 유지한다.
배꼽을 척추 쪽으로 당기고 둔근을 조이며 척추를 완전히 폄한다. 이때 가슴을 활짝 열어주며 과도한 허리꺾임을 주의한다.

작용근육	– 등 폄근
목 적	– 등 폄근 강화, 가슴 근육 스트레칭, 엉덩이 폄근 조절
machine setting	– trapeze

6 상지 발레 스트레칭(ballet stretch upper)

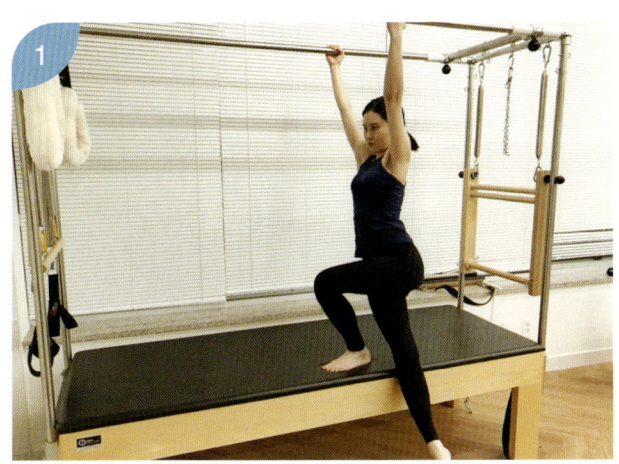

1 시작자세

사이드 바를 양손으로 잡고 한쪽 발은 무릎을 굽혀 테이블 가장자리에 둔다. 반대쪽 발은 테이블 가장자리에 둔 발의 뒤쪽 아래로 무릎을 펴서 떨어뜨린다.

떨어뜨린 발 쪽의 팔의 힘을 약간 풀어주며 넓은 등근을 스트레칭한다.

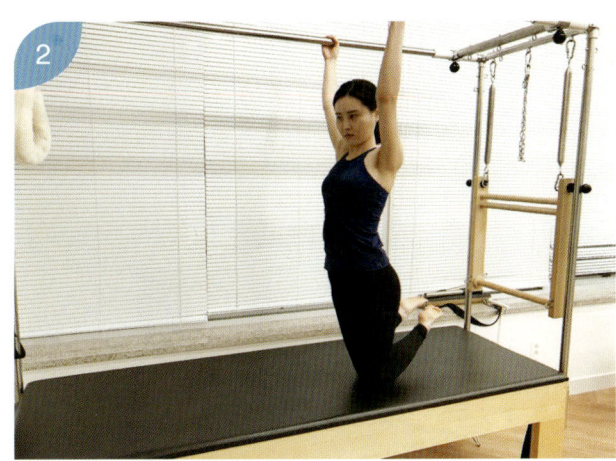

2 사이드 바를 양손으로 잡고 무릎을 어깨 넓이로 벌려 무릎선 자세를 한다.

두 발을 가운데로 모아 매트에서 살짝 띄워준다.
두 발을 좌우로 기울여 흉근의 이완력을 증대시킨다.

7 스타+체어(star+chair)

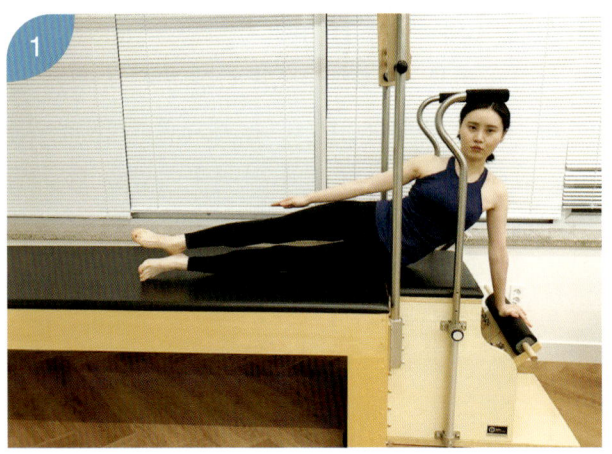

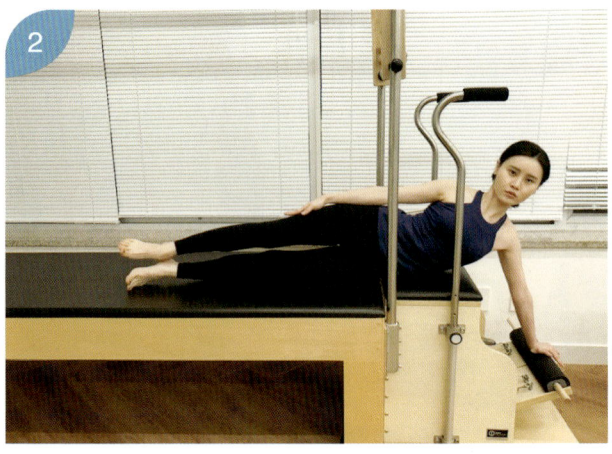

1 시작자세
체어와 캐딜락을 연결하고 팔꿈치를 펴서 한쪽 손을 체어 페달 위에 올린다. 몸이 일직선이 되도록 옆으로 눕는다.

2 어깨의 안정성을 유지하며 페달을 아래로 밀어낸다.

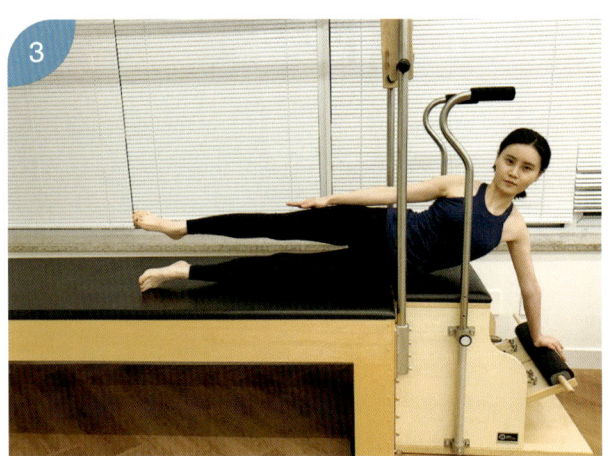

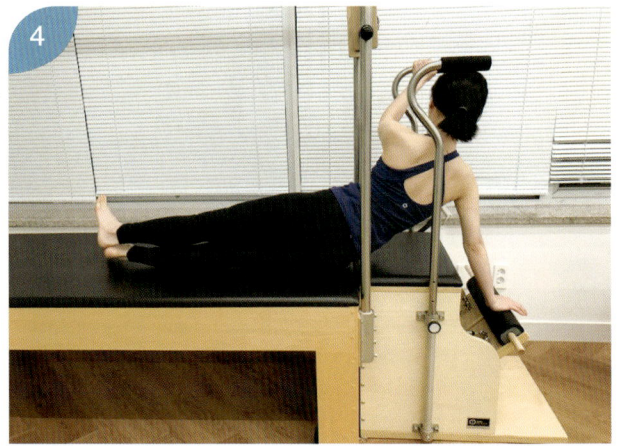

3 팔꿈치를 펴서 한쪽 손을 페달 위에 올린 후 위쪽 발을 위로 들어올린다.

4 이때 복부 근육을 활성화시켜 몸의 균형을 안정적으로 유지한다.

작용근육	– 배빗근(복사근)
목 적	– 가쪽 굽힘근(상부)과 가쪽 굽힘근(하부) 스트레칭

8 백조 자세+체어(swan+chair)

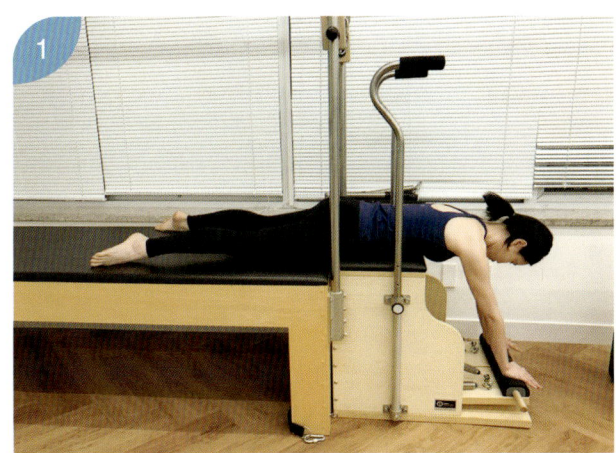

1 시작자세

골반을 중립 자세로 유지하고 팔꿈치를 펴서 양손을 체어의 페달위에 올려놓고 엎드려 눕는다. 발은 골반 넓이로 벌리고 필라테스 1번 자세를 한다. 숨을 들이쉬며 다음 동작을 준비한다.

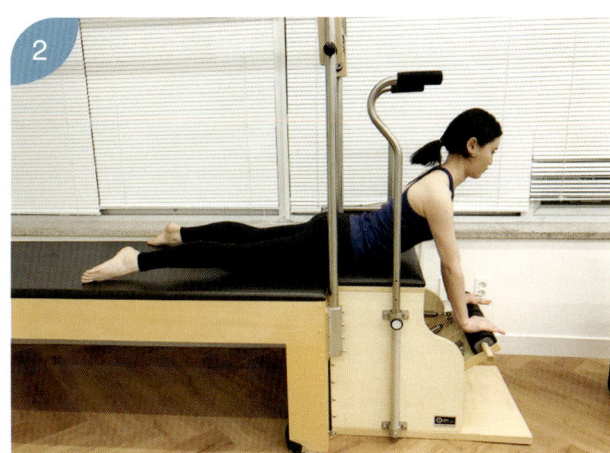

2 어깨뼈를 내리면서 머리와 척추를 길게 뻗어 척추를 폄하며 올라온다. 이때 골반은 후방을 만들어 허리뼈에 무리가 가지 않도록 한다. 폄 후 고개를 좌우로 돌리거나 어깨뼈 전인 동작과 후인 동작을 할 수 있다.

작용근육	– 등 폄근
목 적	– 등 폄근 강화, 견갑대와 복근 조절

02 리포머

1 복부

1 플랫 백(flat back)

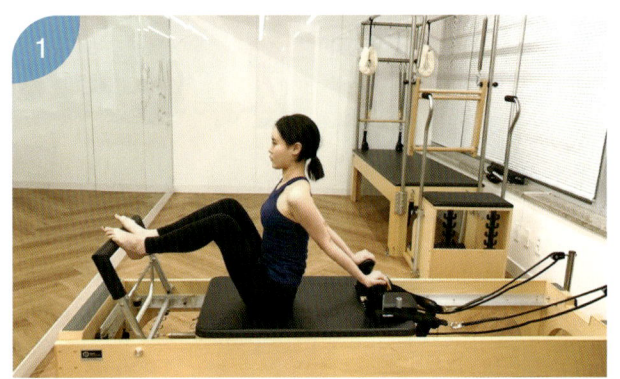

1 시작자세
엉덩이를 매트에 붙이고 발은 무릎을 굽힘하여 필라테스 1번 자세로 한다. 양손은 숄더레스트에 올려 놓고 가슴을 펴주며 척추를 길게 뻗는다.

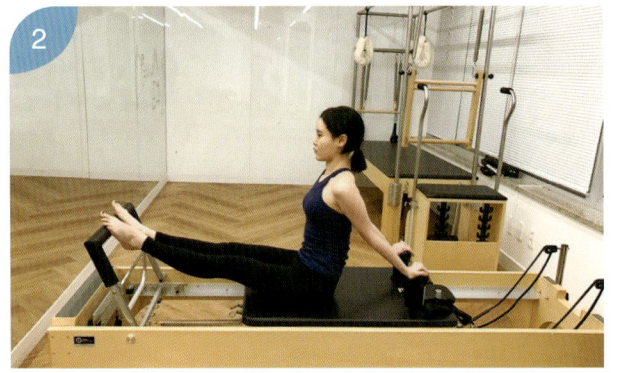

2 무릎을 펴주며 다리를 길게 뻗는다.

Lesson ❷ 기구

작용근육	– 등 폄근, 복근
목 적	– 몸통 안정, 등 폄근, 무릎 폄근, 발바닥 굽힘근 강화
machine setting	– red+blue or 2 blue, high

주의사항
- 배꼽을 척추 쪽으로 당긴다.
- 흉곽을 조이며 뒷목은 길게 뻗은 후 턱을 살짝 잡아준다.
- 상완골두가 너무 튀어나오지 않게 척추를 바로 세운다.
- 좌골을 확실히 붙인 후 시행한다.
- 팔이 저려올 경우 주먹을 쥐고 캐리지에 뻗어내려 척추를 들어올리듯 시행한다.
- 무릎을 접거나, 바를 낮은 위치로 내릴 수 있다.

2 레그 슬라이드(leg slid)

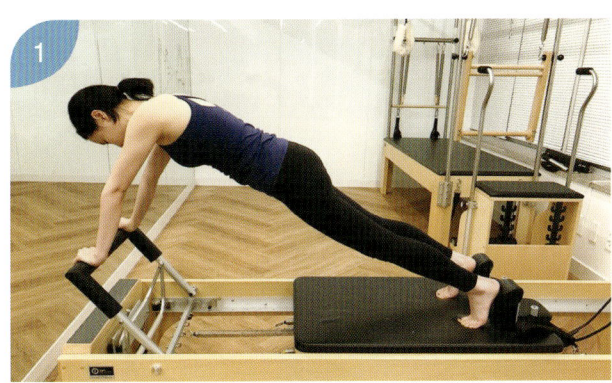

1 시작자세

양 손은 바를 잡고, 캐리지 위에 두 다리를 펴고 선다. 코어의 힘을 이용해 엉덩관절을 분절할 수 있게 다리를 들어올린다. 이때 어깨의 긴장을 풀어준다.

machine setting
– blue, high

주의사항
- 허리를 과도하게 꺾지않는다.
- 한 다리씩 상하 반복한다.

2.리포머 71

3 롱 스트레칭 체인 액션(long stretch chain action)

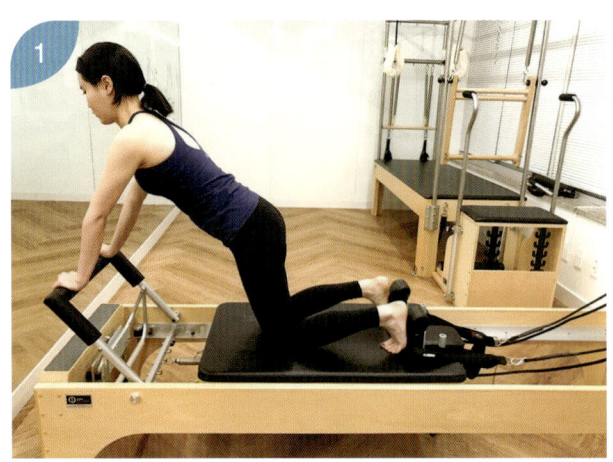
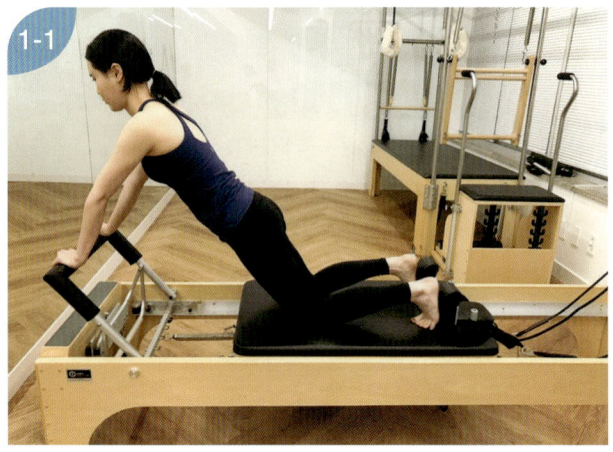

1-❶❷
발은 숄더레스트, 무릎은 캐리지 그리고 팔은 풋바에 올려놓는다. 숨을 내쉬면서 캐리지를 뒤로 밀어준다.

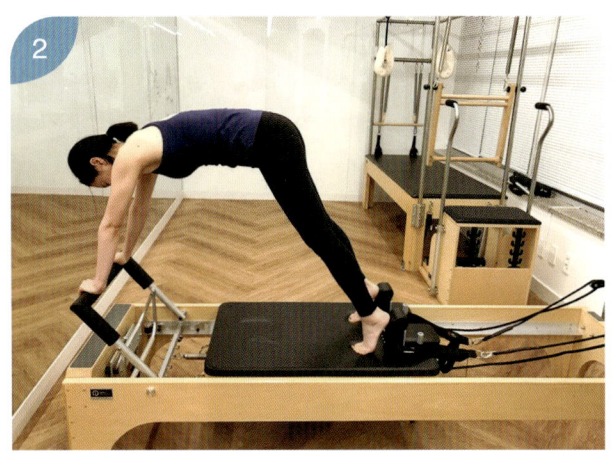
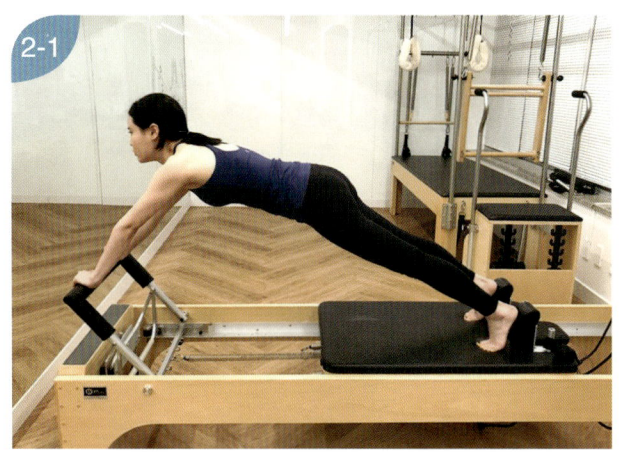

2-❶❷
발은 숄더레스트, 팔은 풋바에 올려놓는다. 숨을 내쉬면서 캐리지를 뒤로 밀어준다.

Lesson ❷ 기구

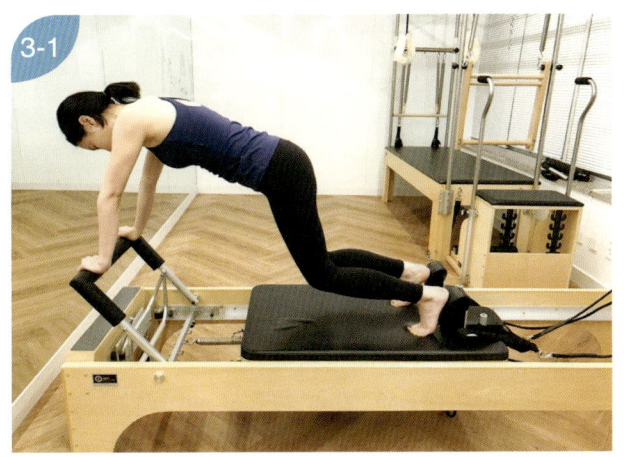

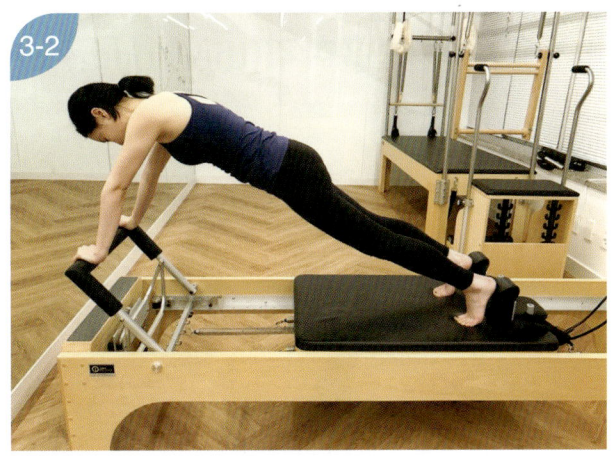

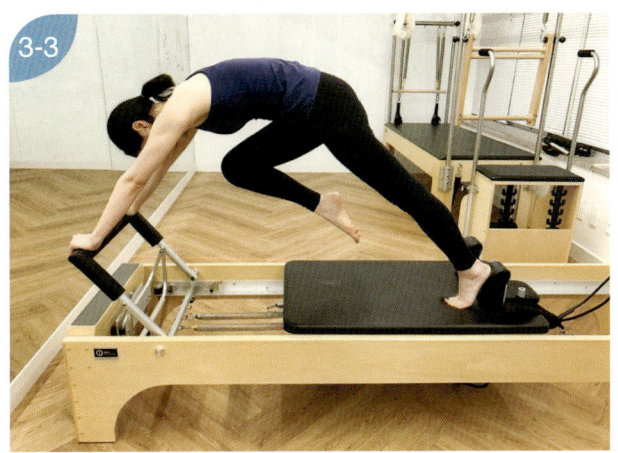

3- ❶ ❷ ❸
발은 숄더레스트에 놓고 무릎은 캐리지에 닿지 않을 정도만 굽힌다. 팔은 풋바에 올려놓는다. 숨을 내쉬면서 캐리지를 뒤로 밀어준다.

작용근육	– 복근, 등 폄근
목 적	– 몸통 안정, 엉덩이 폄근과 무릎 폄근 강화
machine setting	– red or blue, high
주의사항	

– 체중을 앞톱니근(전거근) 쪽으로 둔다.
– 캐리지를 밀 때 어깨뼈를 제 위치에 두고 골반의 중립을 유지한다.
– 코어의 힘으로 동작을 진행한다.
– 어깨가 상승되지 않도록 주의한다.

2.리포머

4 100회 호흡하기(the hundred)

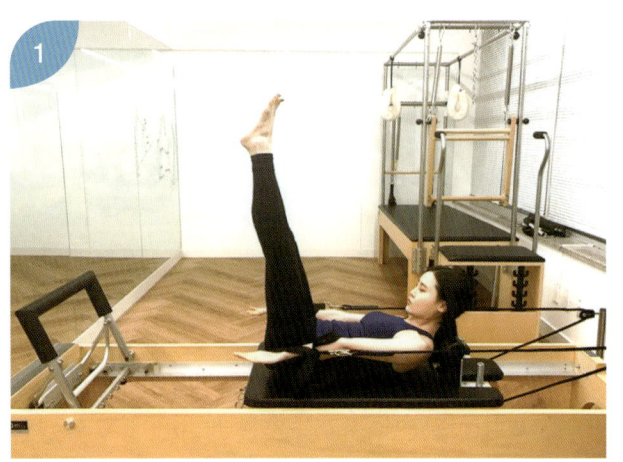

1 시작자세

헤드 레스트에 머리를 두고 눕는다. 루프를 손에 걸고 팔꿈치를 90도 굽힌 후 손가락을 붙여 길게 펴서 하늘을 향하도록 한다. 어깨는 숄더레스트에서 1인치 정도 떨어지도록 한다.

팔을 몸통 옆으로 길게 뻗으며 필라테스 복부 자세를 취한다.

코로 숨을 들이쉬며 팔을 5회 흔들고 입으로 숨을 내쉬며 5회 흔들어 준다. 이때 허리를 매트에 밀착시켜 주며 둔근을 조여준다.

작용근육	– 복근, 등 폄근
목 적	– 복근과 등 폄근의 강화, 엉덩이 굽힘근 조절
machine setting	– red or blue(up/down)
주의사항	– 목의 굴곡근이 약한 경우 스프링을 약하게 한다.

5 롱 박스 티저(long box teaser)

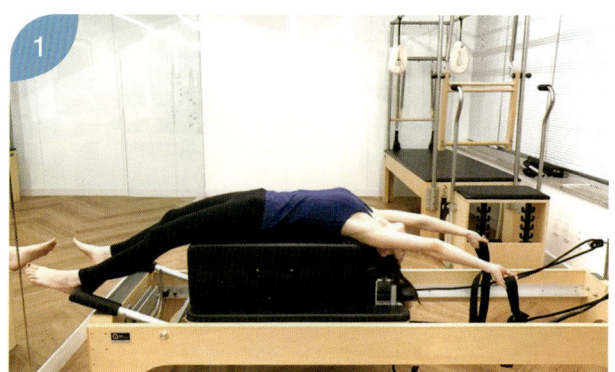

1 시작자세
양손은 핸들을 잡고 롱박스 위에 눕는다.

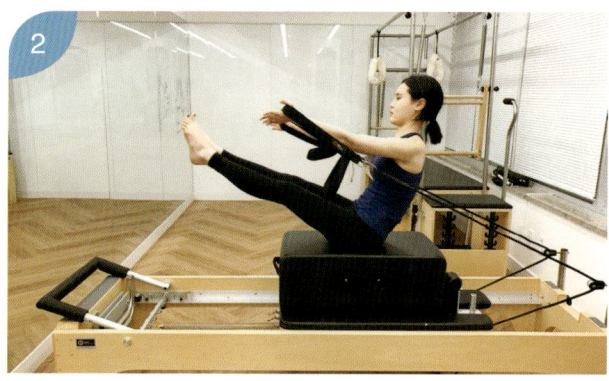

2 숨을 내쉬며 팔과 다리를 동시에 들어올린다. 이때 복부를 조여 코어를 조절한다.

작용근육	– 복근, 등 폄근
목 적	– 복근과 등 폄근의 강화, 엉덩이 굽힘근 조절
machine setting	– blue

6 숏박스 롤 체인 액션(short box roll chain action)

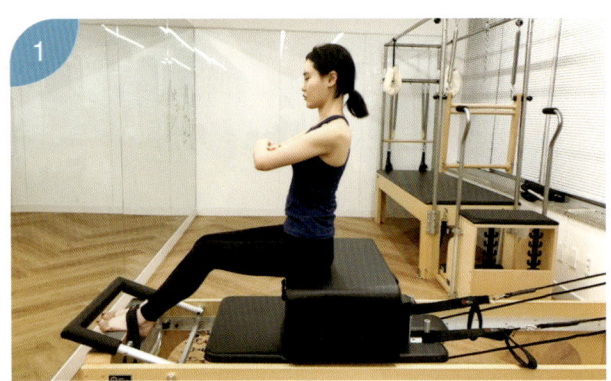

1 시작자세
발은 스트랩에 걸치고 숏박스 위에 앉아 척추를 늘여준다.

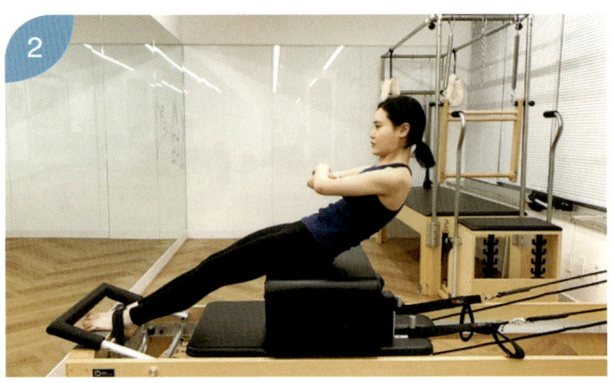

2 발은 발바닥 굽힘하며 골반은 후방으로 보내 롤 다운한다.

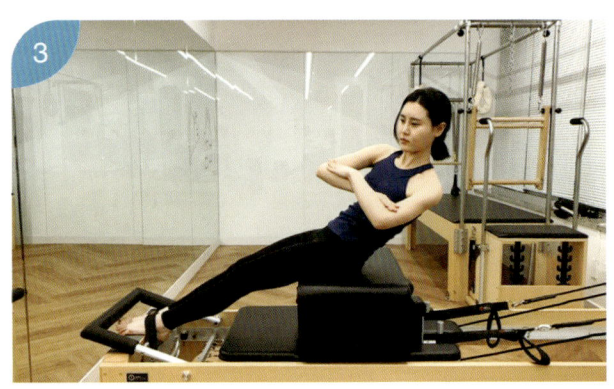

3 상체만 좌우로 비틀어준다.

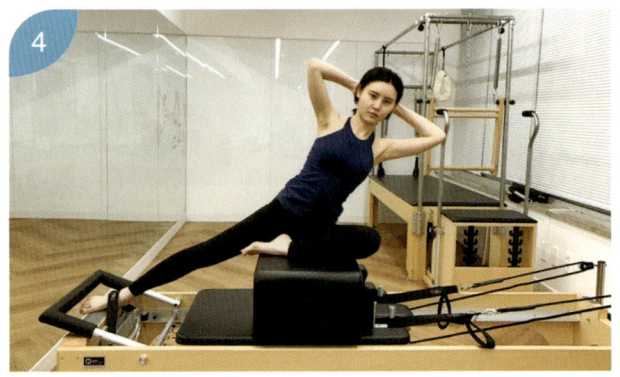

4 골반을 정렬한 뒤 한쪽 발은 스트랩에 걸치고 다른 쪽 발은 무릎을 구부려 박스 위에 올린다. 양손은 깍지 끼워 머리 뒤에 두고 몸은 사선으로 기울인다. 축을 길게 늘이고 골반 정렬하며 올라온다.

작용근육	– 배빗근
목 적	– 몸통 안정, 특별히 빗근에 중점을 둔 복근 강화
machine setting	– full, foot step
주의사항	– 키에 맞게 스토퍼로 조정한다.

7 스네이크(snake)

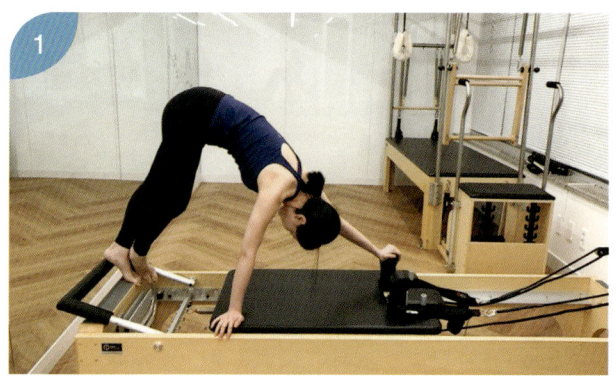

1 시작자세

풋바 위에 서서 손은 캐리지에 올려놓는다. 골반은 천장을 향해 올려준다. 한손은 숄더레스트 위에 잡고, 다른 손은 캐리지 앞 코너를 잡는다. 올려진 발은 발등 굽힘하고 지탱하는 발목은 중골에 둔다. 복부와 굽힘근의 힘을 유지하기 위하여 캐리지에 완전히 머리의 위쪽을 떨어뜨린다. 바닥을 향하여 시선은 무릎을 보면서 두 팔을 쭉 펴고 어깨뼈는 안정적으로 내린다.

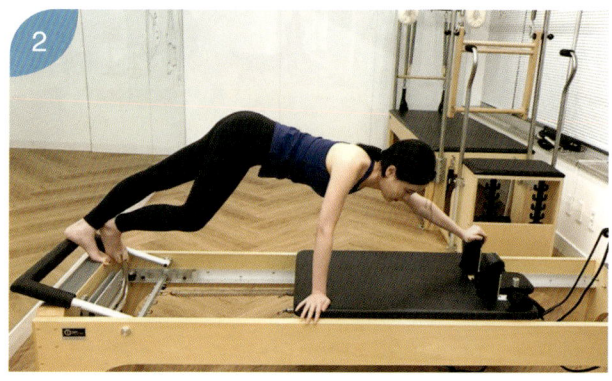

2 발부터 머리까지 척추가 길게 늘어지게 한다.

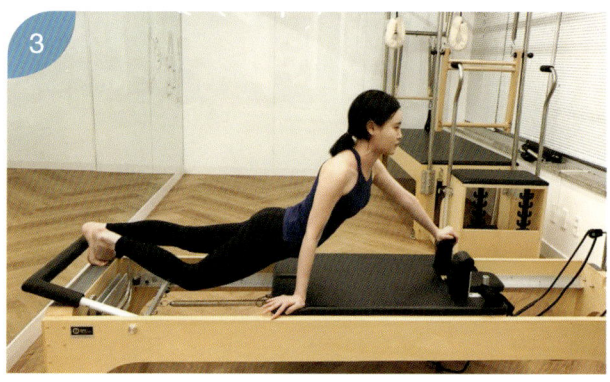

3 길게 늘여진 척추를 머리부터 천천히 더 폄시킨다.

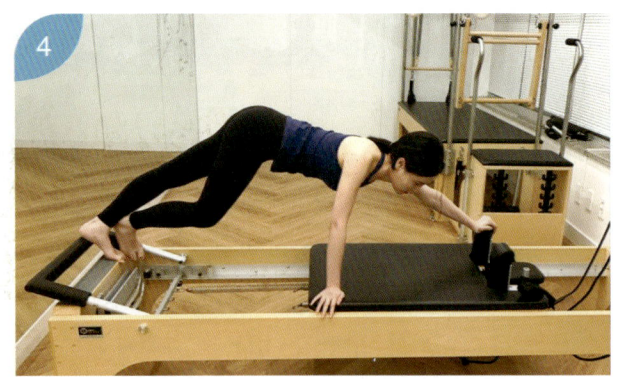

4 동작의 역순이다. 숨을 들이쉬고 내쉬며 척추를 머리끝선에 향하여 길게 늘어지게 만든다. 하나의 긴 라인을 발로부터 머리까지 만든다고 상상하며 돌아온다.

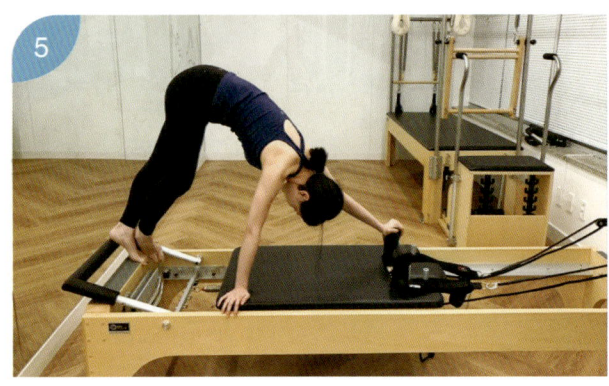

5 숨을 들이쉬고 내쉬며 머리부터 발까지 길게 늘어지게 한 척추를 다시 하나씩 당겨 돌아오게 한다.

 machine setting — 1 red or 1 blue

2 척추 분절

1 콰드리페드(quadruped)

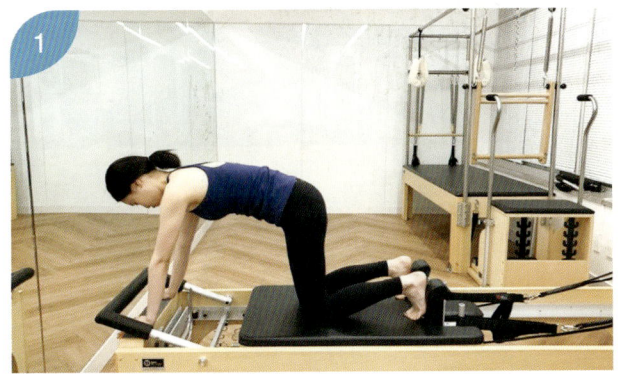

1 시작자세
플레이트에 손을 놓은 다음 네발 자세로 엎드려 몸통의 정렬을 유지한다.

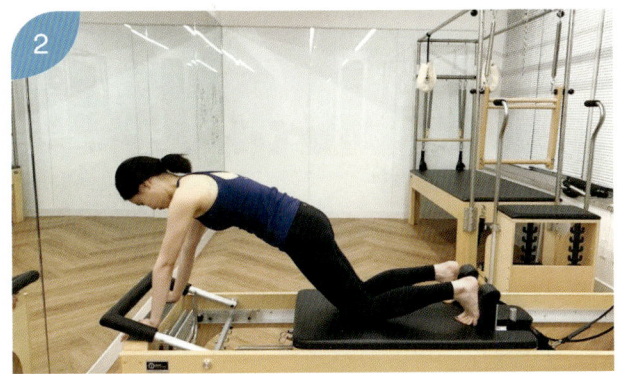

2 복부를 수축하며 몸통을 밀어낸다. 이때 어깨뼈와 골반은 중립을 유지하며 몸통의 정렬을 유지한 상태에서 엉덩관절만 분리한다.

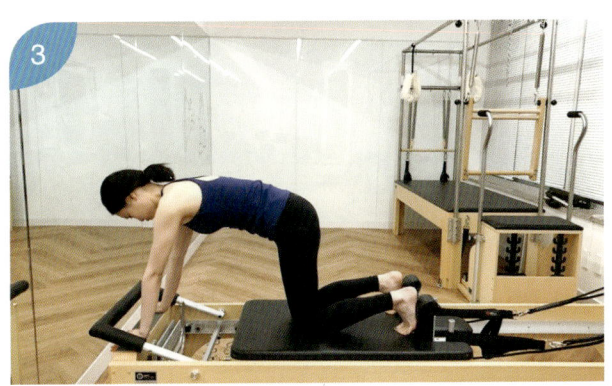

3 천천히 정렬을 유지하며 시작자세로 돌아간다.

- **작용근육** — 복근, 등 폄근
- **목 적** — 몸통 안정, 엉덩이 폄근, 무릎 폄근 강화
- **machine setting** — red or blue
- **주의사항**
  - 스틱을 사용할 수 있다.
  - 허리가 과도하게 꺾이지 않게 한다.

2 인어 자세(mermaid)

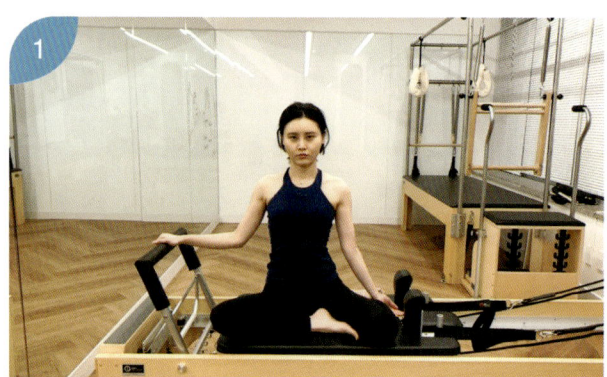

1 시작자세
골반의 정렬을 맞춰서 캐리지에 앉는다. 한쪽 골반이 뜨지 않도록 주의한다. 한 손은 풋바를 잡는다.

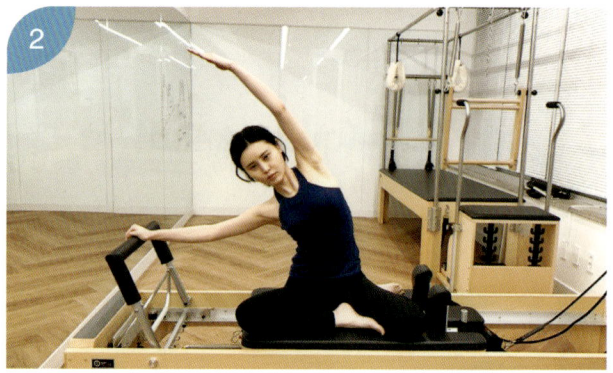

2 풋바를 잡은 팔을 밀고 다른 팔은 귀 옆으로 들어 올리면서 몸통을 옆으로 굽혀 측면을 늘려준다.

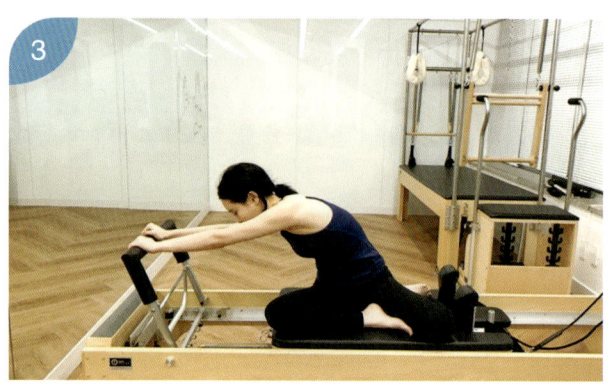

3 양손을 같이 풋바를 잡고 캐리지를 밀어낸다. 이때 궁둥뼈가 바닥에 뜨지 않도록 유의한다.

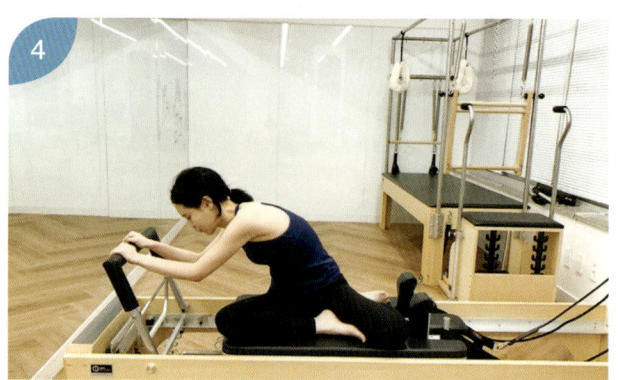

4 천천히 팔꿈치를 구부려 제자리로 돌아온다.

작용근육	– 배빗근
목 적	– 척추 가동성 증가, 어깨 가동성, 안정성 증진
machine setting	– yellow or blue, high
주의사항	– 골반과 무릎 사이에 이상이 있는 사람은 주의한다.

3 트위스트(twist)

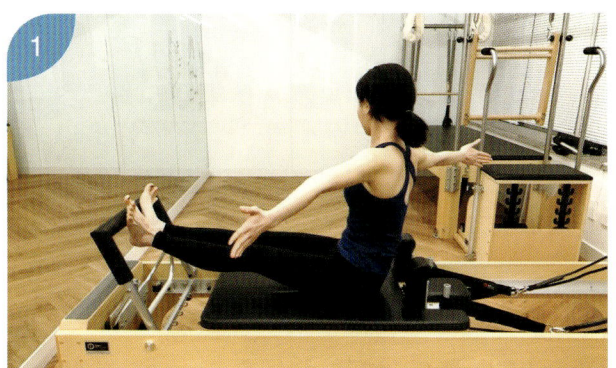 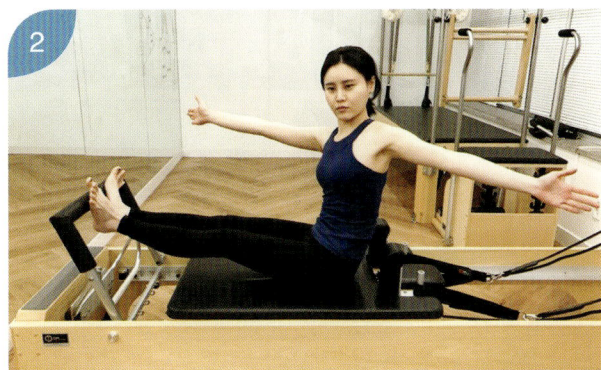

1 시작자세
캐리지에 앉아 무릎을 굽히고 발아치를 풋바에 올려놓는다. 골반은 중립 유지하고 복부를 조여 척추를 길게 늘여준다.

2 골반의 중립을 유지한 채, 상체만 트위스트한다. 어깨가 상승되지 않도록 하고, 회전 시 양쪽 엉덩이가 뜨지 않도록 주의한다.

machine setting
- red+blue, high

주의사항
- 무릎을 구부리거나 바를 low로 할 수 있다.
- 허리의 폄을 극대화하여 트위스트한다.
- 척추의 구부러짐이 심할 때는 트위스트를 피한다.

4 롤 다운(roll down)

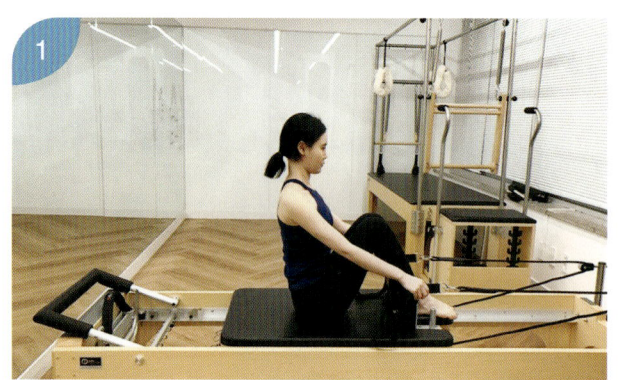

1 시작자세

리포머의 뒤쪽을 바라보고 앉아 발을 헤드레스트 위에 둔다. 손을 고리에 걸고 팔꿈치를 펴고 손바닥이 바닥을 향하도록 한다. 엉덩뼈를 매트에 밀착하고 척추를 곧게 세운다. 숨을 들이쉬며 다음 동작을 준비한다.

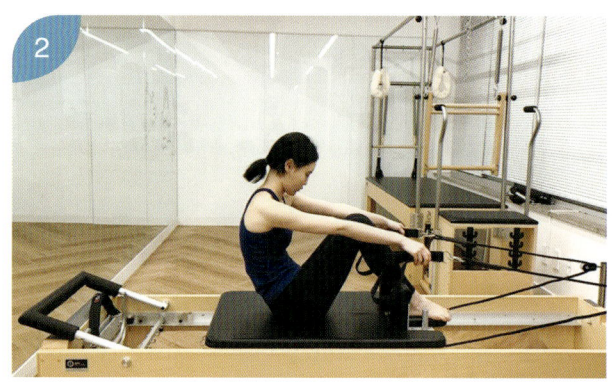

2 배꼽을 척추 쪽으로 밀어 넣고 둔근을 조여주며 척추를 C곡선으로 만든다. 이어 척추뼈를 한 마디씩 바닥에 밀착 시키며 롤 다운 한다.

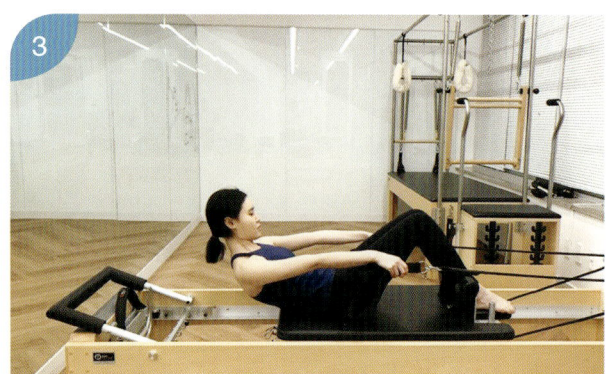

3 손등이 위쪽을 보도록 어깨를 외회전시켜 열어주고 등을 넓게 펴준다.

Lession ❷ 기구

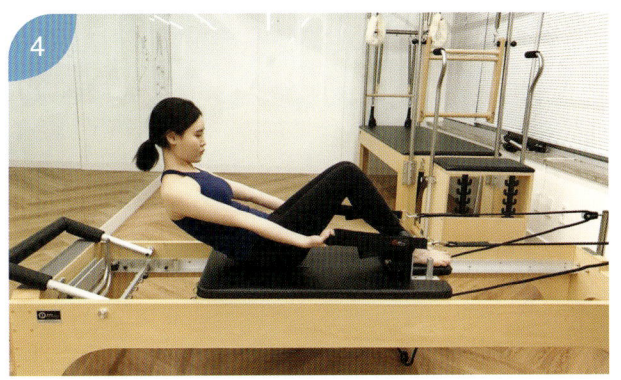

4 하복부를 수축하며 엉덩이뼈가 매트에 닿을 때까지 척추뼈를 한 마디씩 롤 업한다. 이때 척추의 C 곡선을 유지한다.

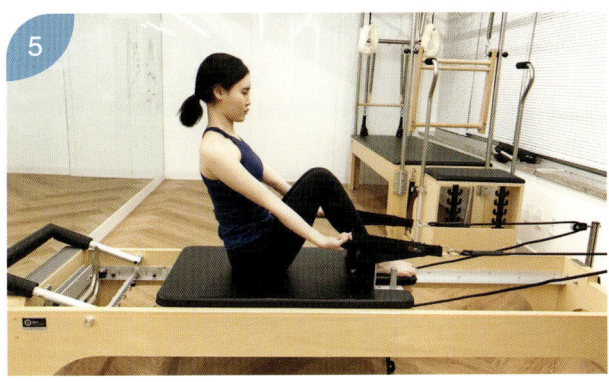

5 척추를 하나씩 세워 시작자세로 돌아간다.

작용근육	– 복근
목　　적	– 복근 강화, 등 근육 스트레칭
machine setting	– red or blue or yellow(down)
주의사항	

– 셋팅 시 앉은 자세 위치를 앞뒤로 조정한다.
– 허리굴절인 경우 앉은 자세의 골반 경사 조정한다.

2.리포머 83

5 롤 시리즈+트위스트(roll series+twist)

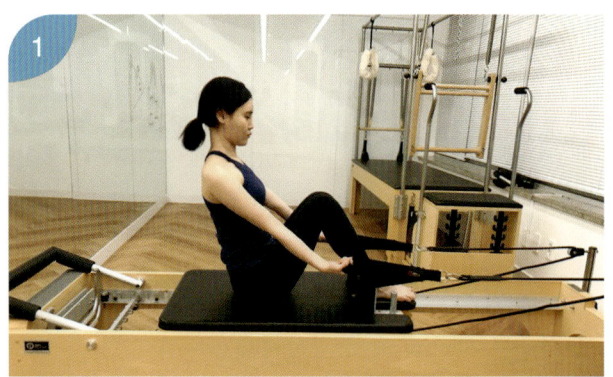

1 시작자세
두 발을 헤드레스트에 두고 엉덩관절과 무릎을 굽힘시킨 자세로 앉아 양손으로 핸들을 잡는다.

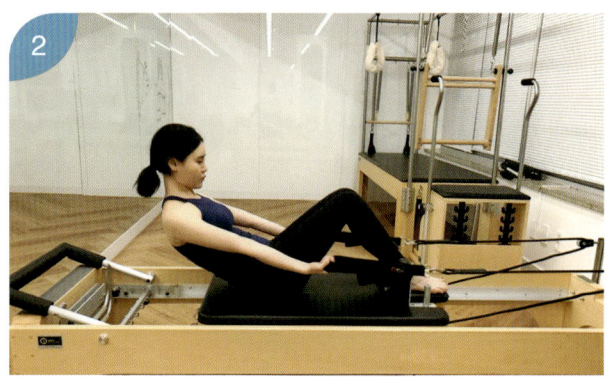

2~3
천천히 골반을 후방으로 보내고 척추를 하나씩 분절하며 내려간다.

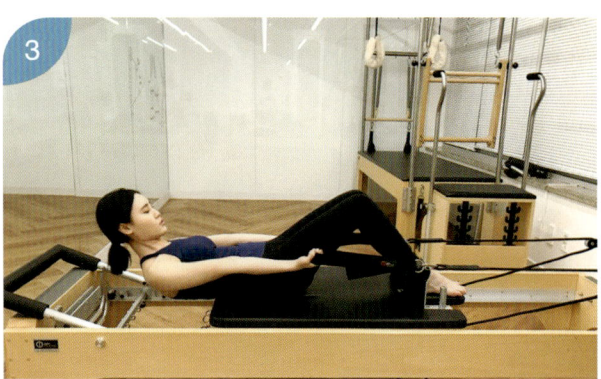

Lession ❷ 기구

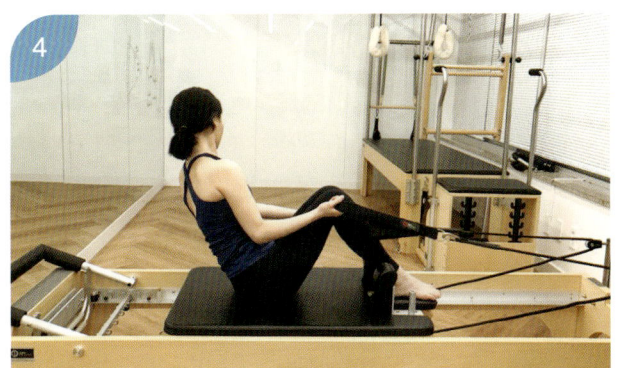

4~5
롤 업 상태에서 골반은 중립, 상체를 유지하고 상체만 트위스트한다.

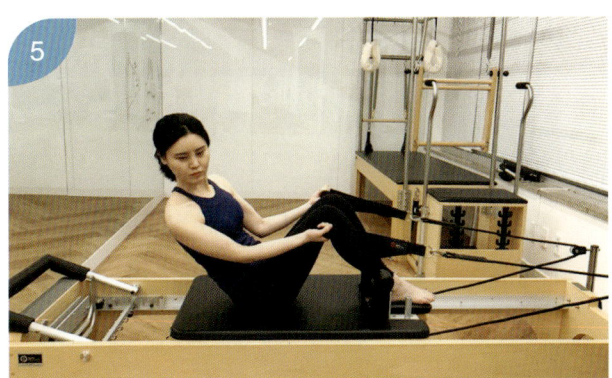

작용근육	– 복근
목 적	– 복근 강화, 팔 강화, 어깨 하부 등 근육 스트레칭
machine setting	– red or blue
주의사항	

- 몸통을 트위스트할 때 반대쪽 골반이 뜨지 않게 주의한다.
- 상완은 90도 굴곡한다.
- 몸통이 가볍게 회전하는 느낌으로 시행한다.

2.리포머 85

6 세미 써클 & 리버스 써클(semi circle & reverse circle)

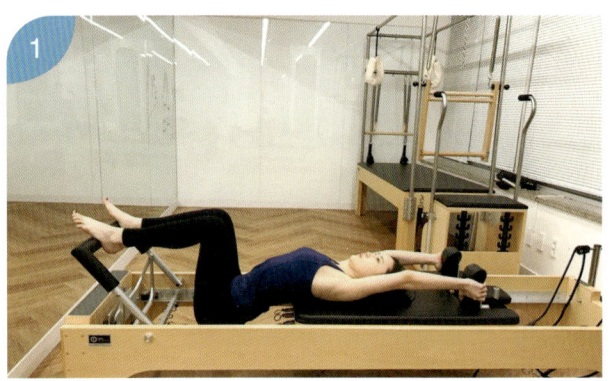

1 시작자세
양발은 풋바 위에 올리고, 캐리지에 누워 손으로 숄더레스트를 잡고 팔을 편 다음 양쪽 엉덩이를 캐리지 아래로 떨어뜨린다.

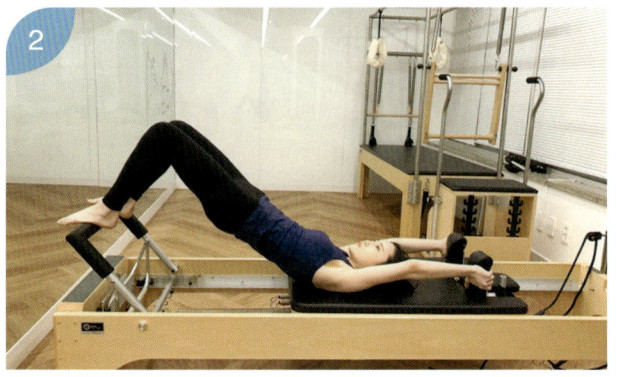

2 숨을 내쉬며 엉덩이를 들어올린다. 허리를 꺾어 들지 않는다.

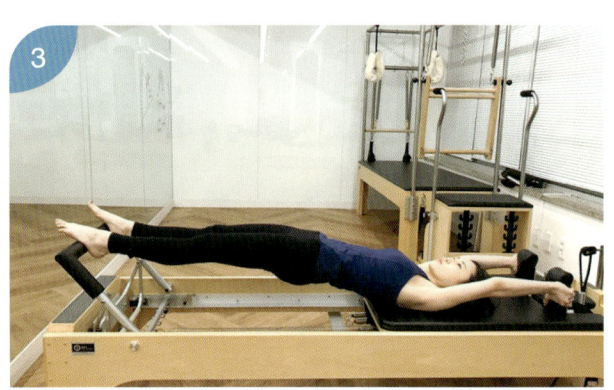

3 양발의 무릎을 편다. 엉덩이가 처지지 않도록 주의한다.

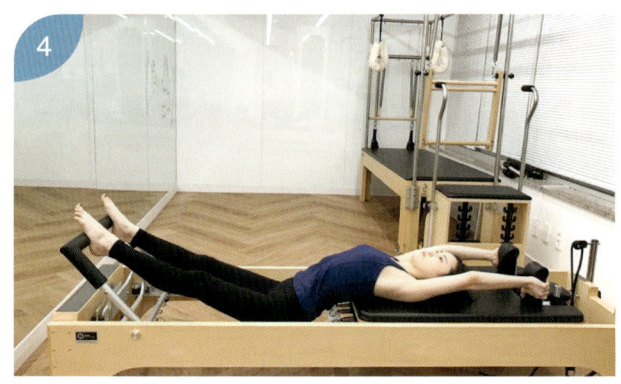

4 무릎을 편 채로 엉덩이를 캐리지 아래로 떨어뜨린다. 무릎을 구부려 시작자세로 돌아간다.

- **작용근육** — 복근, 햄스트링
- **목 적** — 척추 분절 움직임, 엉덩이 폄근 강화
- **machine setting** — yellow, high

7 숏 스파인 스트레치(short spine stretch)

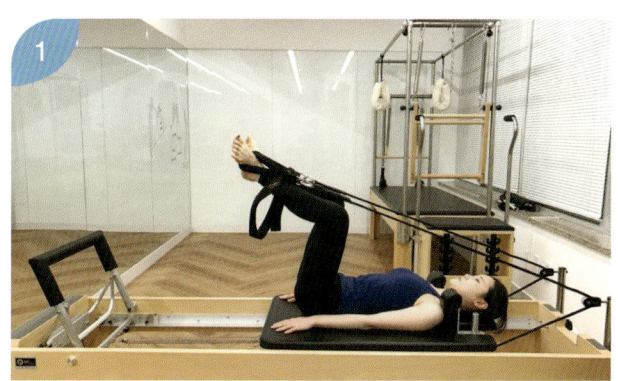

1 시작자세
헤드레스트에 머리를 두고 누워 발에 루프를 건다. 다리는 개구리 자세를 취하고 팔은 몸통 옆으로 길게 뻗는다.

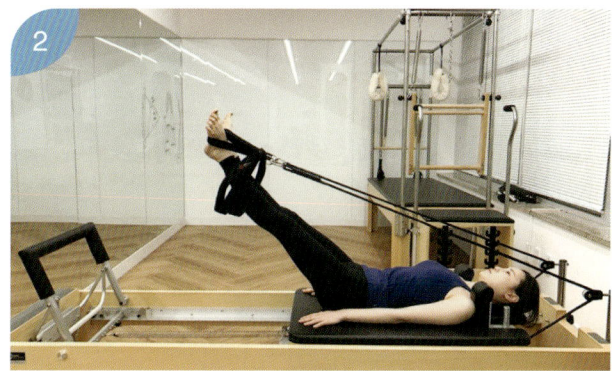

2 다리를 사선으로 뻗어내린다.

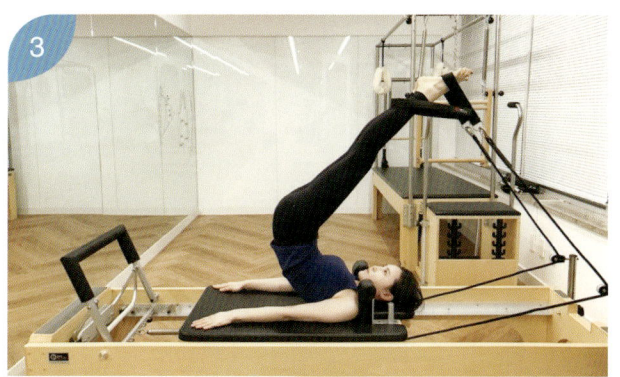

3 골반을 몸통 쪽으로 기울여 다리를 머리 위 사선 방향으로 길게 뻗어올린다. 이때 엉덩 관절 굴곡이 90도가 되도록 하며, 복부와 둔근, 허벅지 안쪽 근육을 사용하여 다리를 공중으로 뻗어 올리는 것을 도와준다.

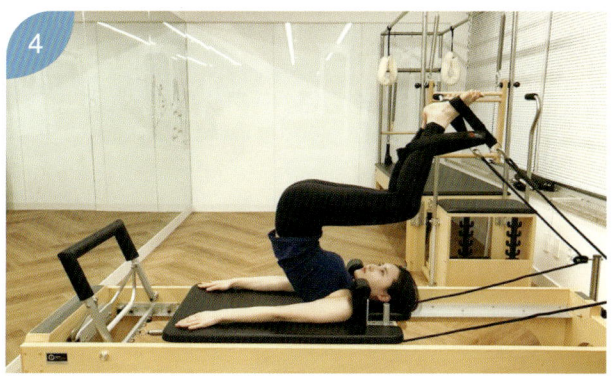

4 캐리지가 움직이지 않게 유지하며 무릎을 굽혀 숄더 레스트 쪽으로 가져간다. 이때 둔근의 긴장을 풀어 엉덩이가 벌어지지 않도록 조심한다.

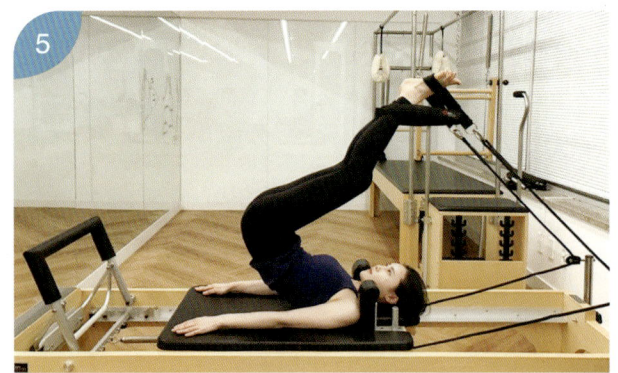

5 복부를 척추 쪽으로 당기고 뒷꿈치는 제자리에 유지한 채로 롤 다운한다(캐리지가 움직이지 않도록 주의하며 최대한 멀리 롤 다운하도록 한다). 롤 다운 후 햄스트링을 사용하여 뒷꿈치를 당겨 골반을 캐리지에 내려놓는다(이때는 캐리지가 이동한다).

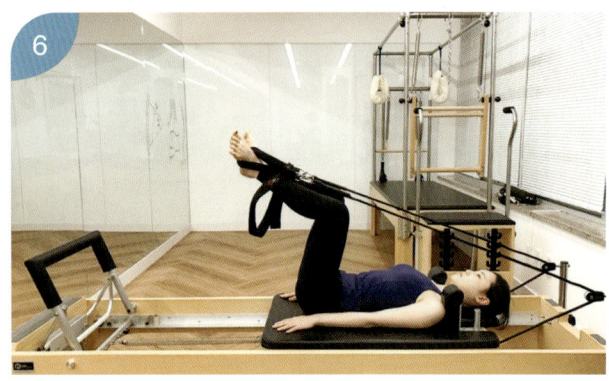

6 골반은 중립으로 다리는 개구리자세를 취하며 전체적인 동작을 반복할 수 있도록 준비한다.

작용근육	– 복근
목 적	– 척추 분절 움직임, 허리와 햄스트링 유연성 증가
machine setting	– red+blue+yellow or 2 blue
주의사항	

– 햄스트링과 내전근의 힘이 병행되면 굴절이 원활하지 않기에 개구리 자세를 취하여 필요하지 않은 근육의 힘을 분산시켜 굴절에 집중한다.

8 오버 헤드(over head)

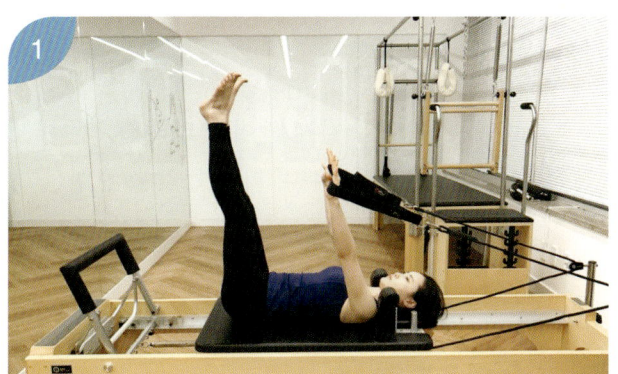

1 시작자세
헤드레스트에 머리를 두고 누워 루프를 손바닥에 건다. 팔과 다리는 길게 뻗어 하늘을 향하도록 하며 다리는 필라테스 1번 자세를 취한다.

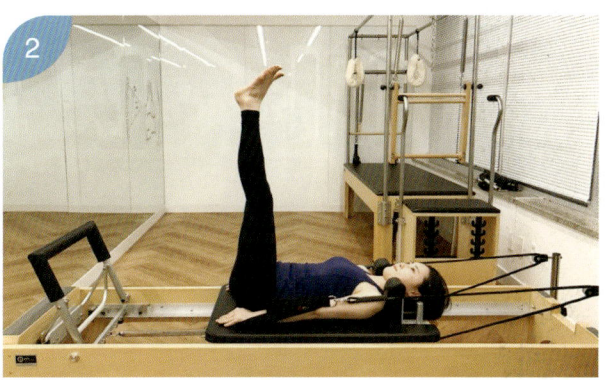

2 넓은등근을 끌어 내려 팔을 캐리지에 밀착시켜 누른다.

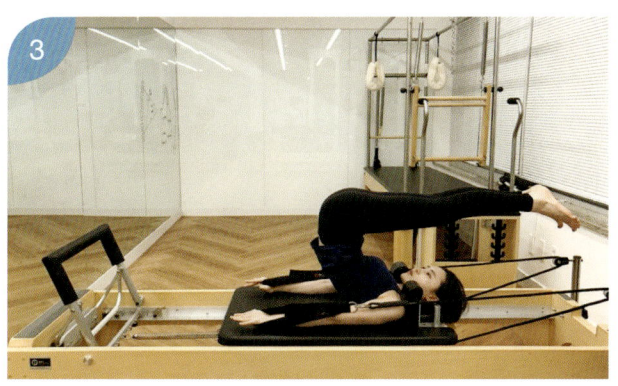

3 엉덩이를 들어올려 다리를 머리쪽으로 기울인다.

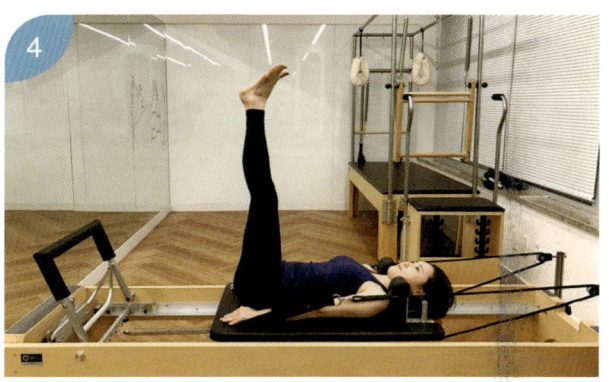

4 발을 발바닥 굽힘하여 발바닥이 하늘을 향할 때까지 척추뼈를 한 마디씩 매트 위로 롤 다운한다. 넓은등근을 끌어내린 상태에서 손끝이 하늘을 향하도록 팔을 들어올린다.

- **작용근육** — 복근
- **목적** — 척추 분절 움직임, 허리와 햄스트링 유연성 증가
- **machine setting** — yellow, high

9 레비테이션 버라이트(levitation verite)

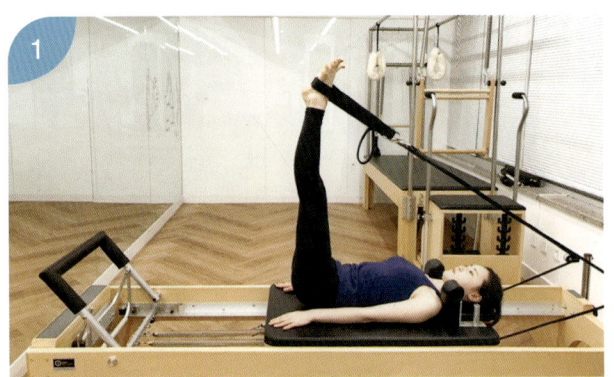

1 시작자세
헤드레스트에 머리를 두고 누워 발에 루프를 건다. 다리를 90도로 길게 뻗어 필라테스 1번 자세를 취한다. 숨을 들이쉬며 다음 동작을 준비한다.

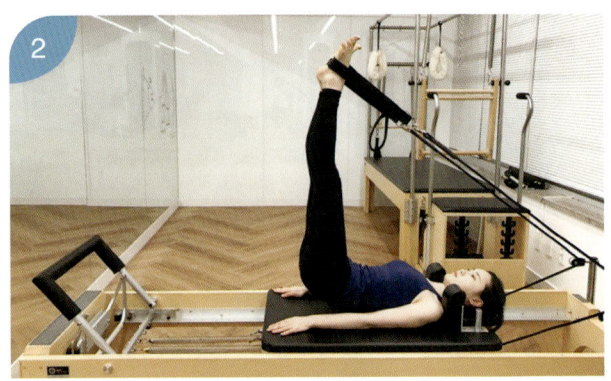

2 복부를 척추 쪽으로 밀어 넣으며 허리를 둥글게 한다. 둔근과 허벅지 안쪽 근육을 조여주며 골반을 매트 위로 들어올린다. 이때 캐리지가 움직이지 않게 하며 다리는 수직을 유지한다.

골반을 매트에 내려놓으며 시작자세로 돌아간다.

작용근육	– 복근, 햄스트링
목 적	– 척추 분절 움직임, 엉덩이 폄근 조절
machine setting	– red+blue+yellow or 2 blue+yellow (up/down)

10 롱 박스 풀링 로프(long box pulling ropes)

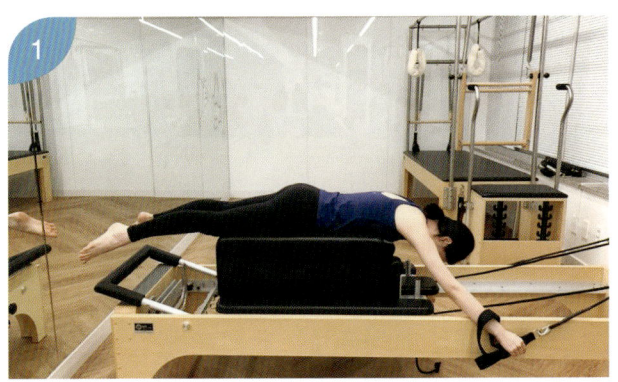

1 시작자세

루프의 고리를 손목에 걸고 루프의 끝부분을 손으로 잡는다. 머리를 헤드레스트 위쪽에 두고 척추를 중립 자세로 유지한다. 양팔은 리포머의 바깥쪽으로 길게 뻗어주고 다리는 필라테스 1번 자세를 취한다. 숨을 들이쉬며 다음 동작을 준비한다.

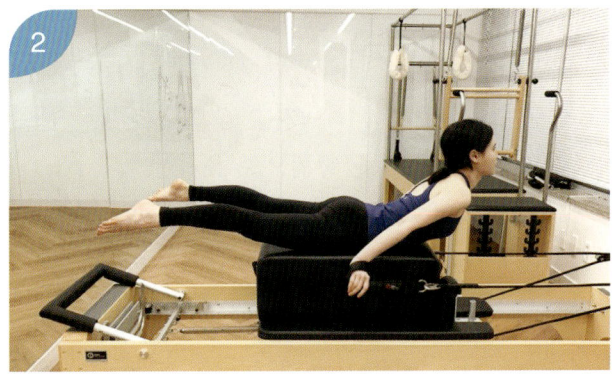

2 허리와 복부를 안정화시키고 둔근을 조이며 등을 폄한다. 동시에 팔을 몸통과 나란하게 한다. 어깨를 외회전하며 어깨뼈를 끌어내린다.

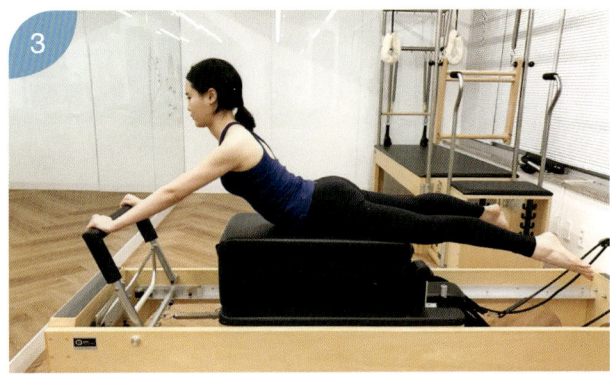

3 캐리지를 조절하며 시작자세로 돌아간다.

- **작용근육** — 등 폄근
- **목 적** — 등 및 어깨 폄근 강화
- **machine setting** — yellowe
- **주의사항** — 허리를 과도하게 꺾지 않는다.

3 하지

1 필라테스 1번 자세(first position)

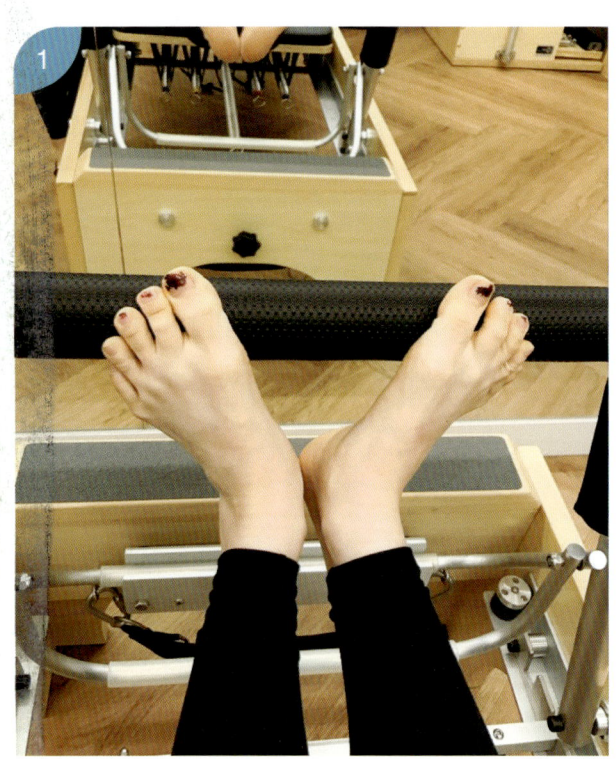

1 시작자세

헤드레스트에 머리를 두고 캐리지에 바로 눕는다. 발은 필라테스 1번 자세로 하여 발가락을 풋바 위에 올려놓는다(뒷꿈치를 붙이고 발가락을 펴준다). 발은 외회전한다. 숨을 들이쉬며 다음 동작을 준비한다.

복부를 수축하며 무릎을 펴서 캐리지를 위로 밀어낸다. 이때 양쪽 허벅지 안쪽으로 최대한 붙여주고 골반과 척추를 중립으로 유지한다.

무릎을 굽혀 시작자세로 돌아간다. 캐리지가 소리나지 않게 조절하며 천천히 내려놓는다.

작용근육	– 햄스트링, 넙다리네갈래근
목 적	– 엉덩이 폄근, 무릎 폄근 강화, 골반과 허리 안정
machine setting	– red+blue, high(up/down)
주의사항	– 모음근(내전근)을 서로 붙인다. – 무릎이 많이 벌어지면 수건을 이용한다.

2 페럴 자세(heels in parallel)

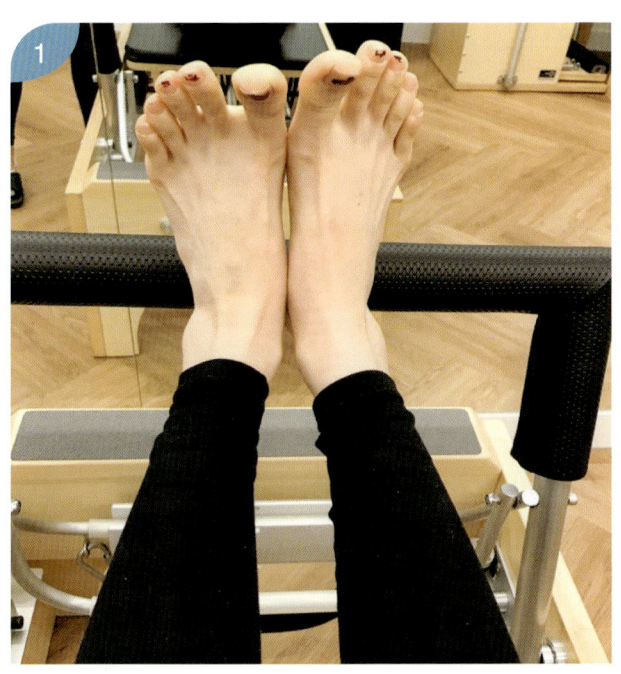

1 시작자세

헤드레스트에 머리를 두고 캐리지에 바로 눕는다. 발은 발등 굽힘하여 발뒤꿈치를 풋바 위에 올려놓는다. 뒤꿈치는 붙이지 않는다. 숨을 들이쉬며 다음 동작을 준비한다.

숨을 내쉬며 발을 발등 굽힘한 상태에서 무릎을 펴며 캐리지를 밀어 낸다. 엉덩이와 대퇴부쪽에 긴장을 유지하며 무릎은 떨어지지 않게 한다.

무릎을 굽혀 시작자세로 돌아간다.

3 토인 페럴 자세(toe in parallel)

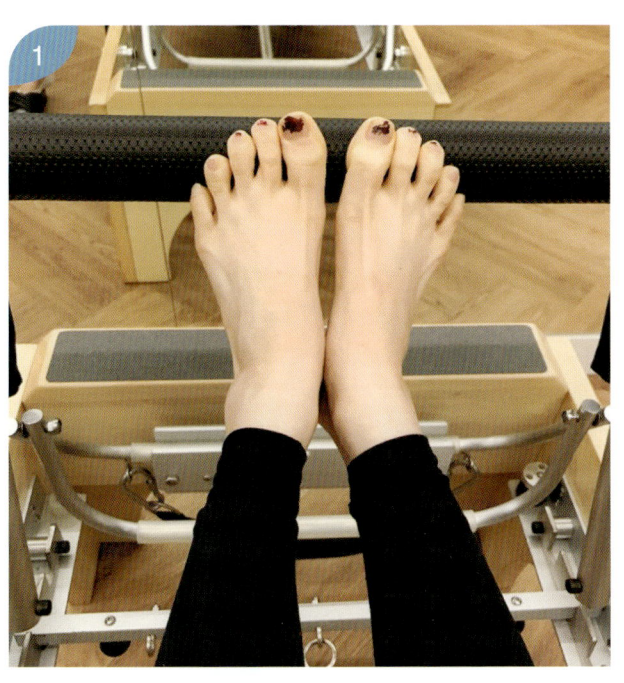

1 시작자세

헤드레스트에 머리를 두고 캐리지에 바로 눕는다. 발가락 전체를 바에 놓고 포인한다. 뒷꿈치는 붙이지 않는다.

숨을 내쉬며 척추와 골반은 중립을 유지한다. 배꼽을 당기고 무릎을 최대한 펴서 사이가 떨어지지 않도록 유지한다.

시작자세로 돌아간다.

4 종아리 근육 스트레칭(calf stretching)

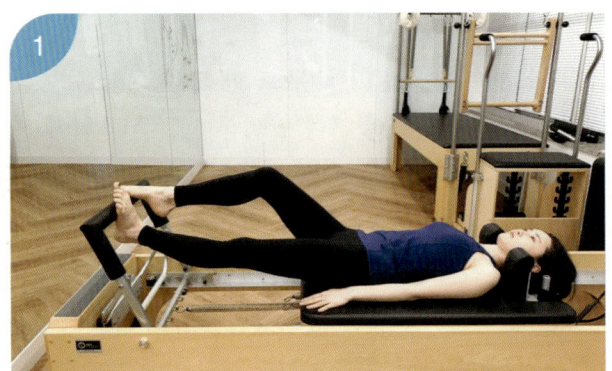

1 시작자세
헤드레스트에 머리를 두고 캐리지에 바로 눕는다. 발가락을 풋바에 올려놓는다. 뒤꿈치는 붙이지 않는다.

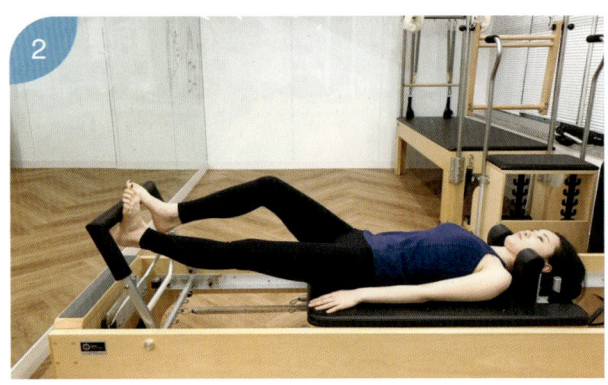

2 숨을 내쉬며 한쪽 다리를 뒷꿈치를 길게 밀어내고 반대쪽 다리는 무릎을 살짝 구부린다. 동작을 반복하여 종아리근육을 이완시킨다. 발을 바꿔 실시한다.

- **작용근육** — 발바닥굽힘근들
- **목 적** — 발바닥굽힘근 강화. 골반과 허리 안정
- **machine setting** — 1red or blue, high(up/down)
- **주의사항**
  - 발모양이 턴아웃: 종아리의 내측이완/턴인: 종아리의 외측이완/파렐: 종아리의 균등한 이완

5 브릿지 체인 액션(bridging chain action)

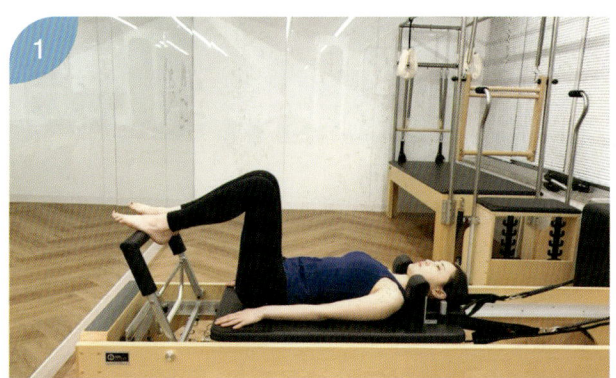

1. **시작자세**
   등을 대고 리포머에 누워 다리를 풋바 위에 올려준다.

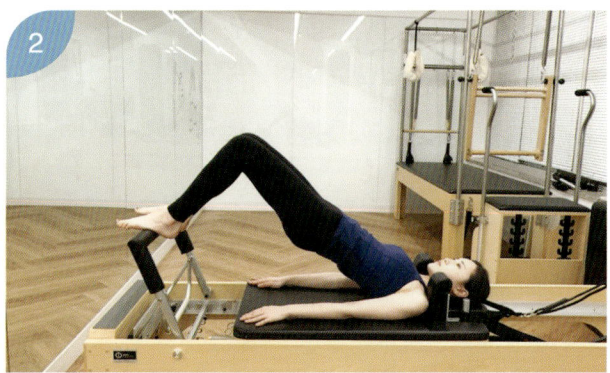

2. 숨을 내쉬며 브릿지 자세를 취한다. 이때 캐리지가 움직이지 않도록 유의한다.

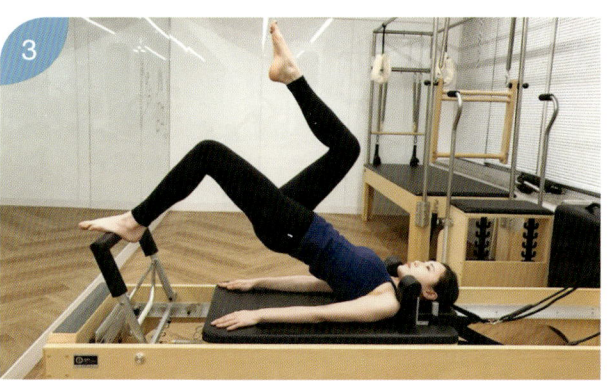

3. 양쪽 무릎은 굽히고 한쪽 발은 풋바, 다른 발은 들어올린다. 지탱하는 풋바 위의 다리 뒤쪽 햄스트링과 중간볼기근(중둔근)에 힘이 들어가야 한다.
   숨을 내쉬며 풋바의 다리를 펴주면서 햄스트링을 늘여준다.

작용근육	– 복근, 햄스트링
목 적	– 엉덩이 폄근 강화, 골반과 허리 안정
machine setting	– red+2blue, high
주의사항	– 올려진 다리는 궁둥면의 수평선을 기점으로 90도를 유지한다.

6 패럴 자세(parallel)

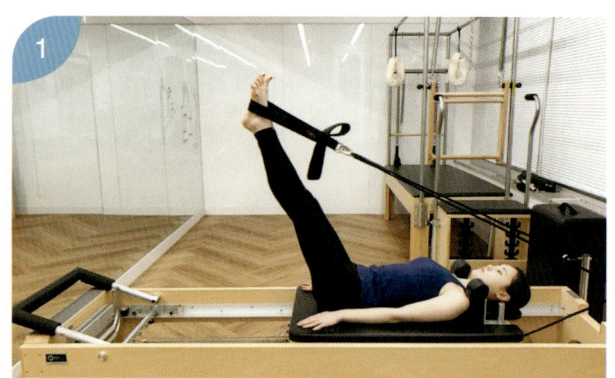

1 시작자세
캐리지에 누워 양발을 11자로 두고 로프에 끼운다.

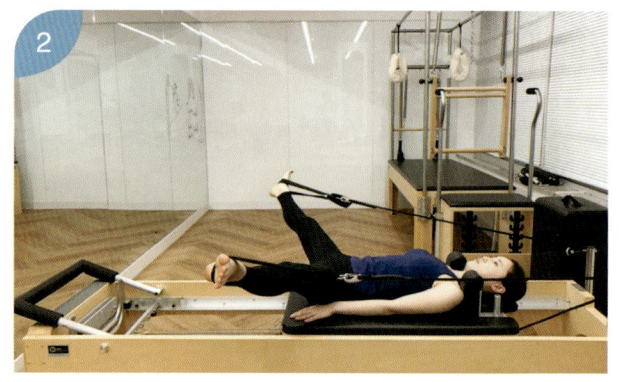

2 숨을 내쉬며 골반의 정렬은 무너뜨리지 않고 몸통은 고정한채 다리를 벌린다.

machine setting — red+blue/2blue(up/down)

주의사항
- 엉덩이가 들리지 않게 한다.
- 골반은 중립을 유지한다.
- 다리는 70~80도 사이로 들어올린다.

7 엉덩관절 모음 & 벌림 운동(adduction & abduction)

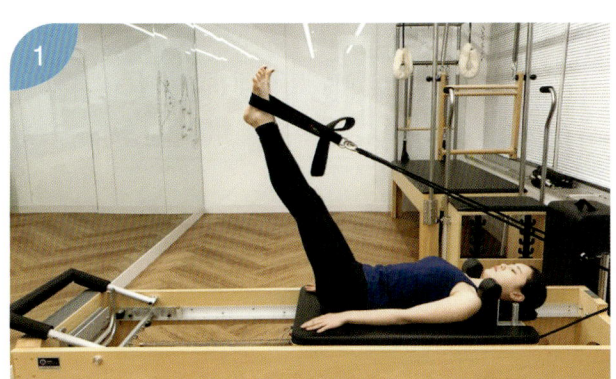

1 시작자세

로프를 발에 걸고 다리를 바깥쪽으로 외회전한다. 다리가 흔들리지 않도록 몸통을 안정화시키고 골반과 척추를 중립으로 유지한다.

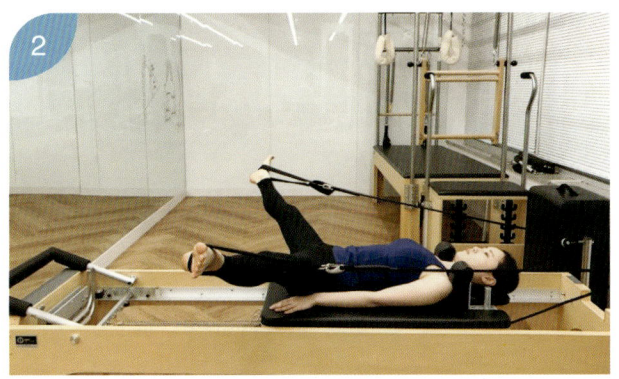

2 다리를 가동 범위만큼 벌려준다. 둔근을 조여주며 모음근을 사용한다.

외회전 되어 있던 다리를 내회전시켜 엉덩이 바깥근육과 허벅지 바깥 근육을 사용해 발목을 안쪽으로 돌려준다.

외회전한 채 그대로 유지한다.

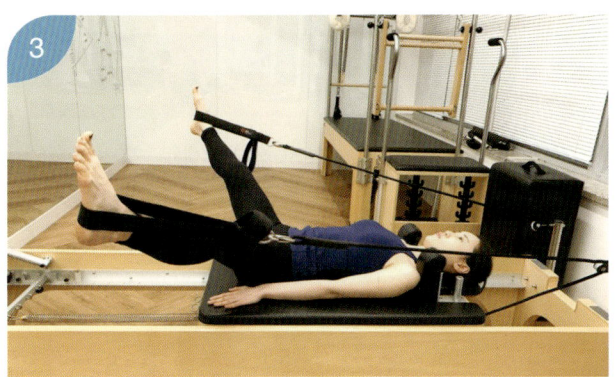

3 엄지발가락을 붙이고 엉덩이를 조이며 필라테스 1번 자세로 돌아온다.

뒷꿈치를 모아주며 턴아웃 토인을 한다.

machine setting	– red+blue or 2blue(up/down)
주의사항	– 골반을 중립 자세로 유지하는 것이 매우 중요하다.

8 엉덩이 근육 스트레칭(hip stretch)

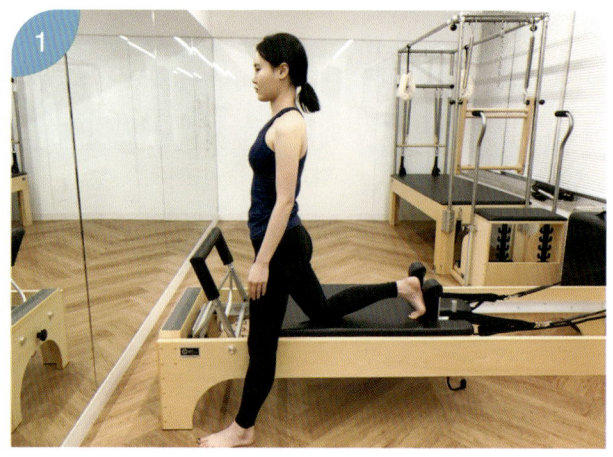

1 시작자세
하지의 올바른 정렬을 유지하며, 한쪽 다리를 캐리지 위에 올린다.

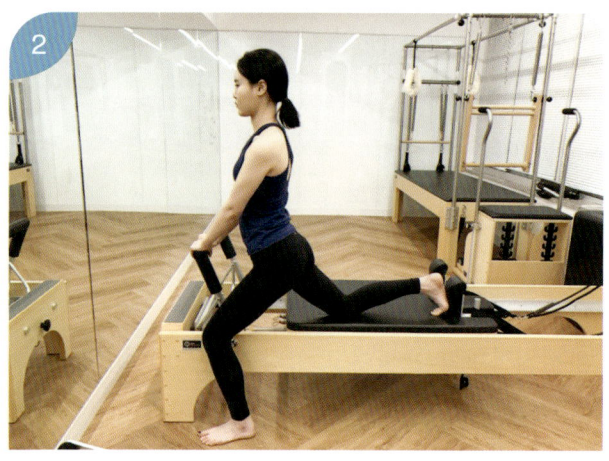

2 양손은 풋바를 잡는다.

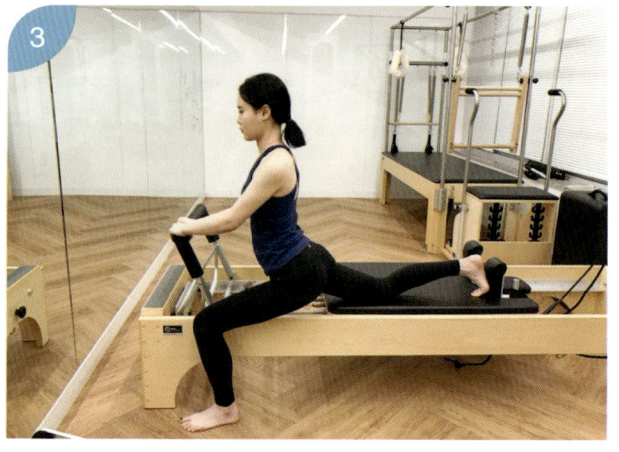

3 풋바에 너무 무게를 싣지 않은 채로 캐리지를 뒤로 밀어주면서 캐리지에 올린 발을 늘여준다.

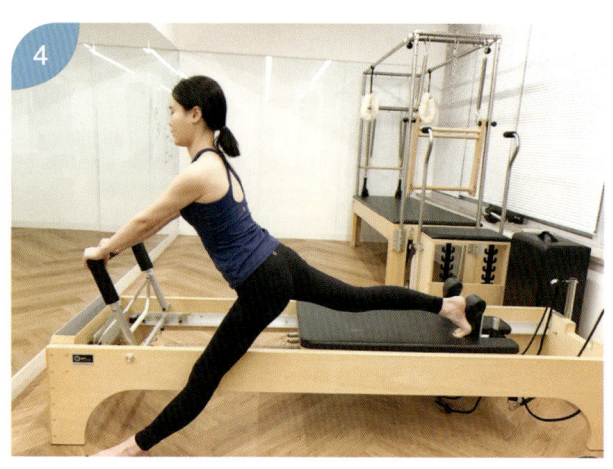

4 양다리의 무릎을 펴며 굽힘근과 폄근을 같이 늘여준다.

Lesson ❷ 기구

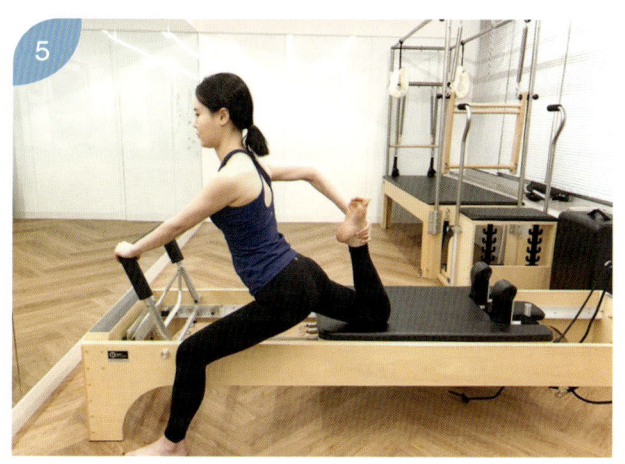

5 캐리지에 올린 발과 같은 쪽의 팔로 캐리지에 놓인 다리의 발등을 잡은 후 대퇴를 굽힘시켜 엉덩허리근(장요근)과 대퇴사두근을 늘여준다.

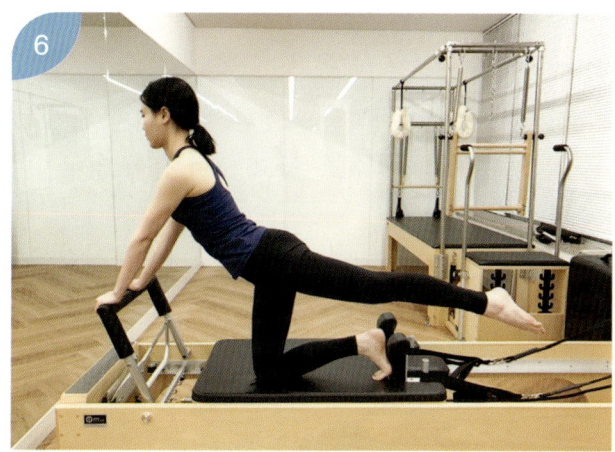

6 1-5 동작에서 킥동작까지 연결 가능하다.

작용근육	- 엉덩이 굽힘근, 햄스트링
목 적	- 엉덩이 굽힘근과 햄스트링 유연성, 등 폄근 조절, 골반과 허리 안정
machine setting	- yellow, high
주의사항	

- 엉덩허리근, 대퇴굴곡근 이완 시 호흡과 함께 배꼽을 척추 쪽으로 당긴다.
- 지면에 놓인 다리는 캐리지 위에 놓인 다리를 따라가지 않는다.
- 캐리지 위에 놓인 다리를 굴곡시켜 같은 쪽 팔로 발등을 잡은 후 엉덩이 방향으로 당겨 굽힘근을 더 이완시킨다.

2.리포머

9 런지 체인 액션(lunge chain action)

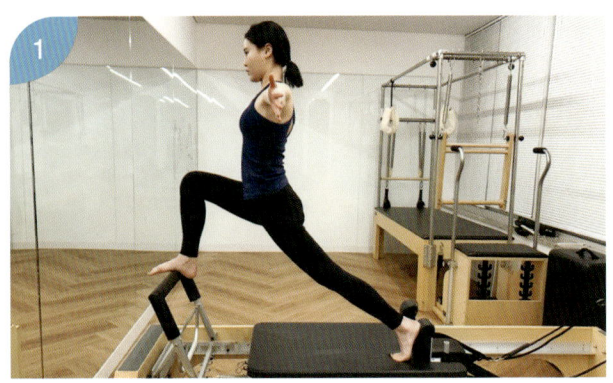

1 시작자세
한쪽 발은 풋바, 다른 발은 캐리지에 두고 다리의 정렬을 유지하며 양팔을 벌려 균형을 잡고 선다.

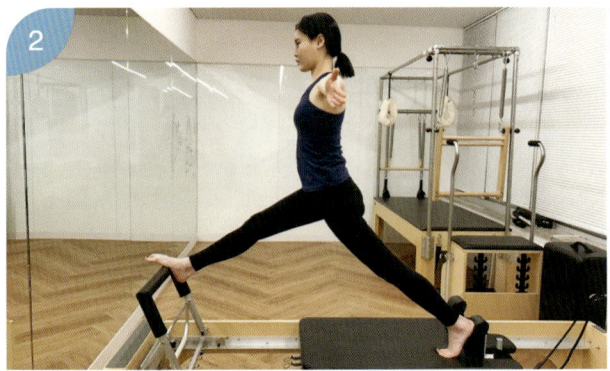

2 중심을 잡고 풋바에 올려진 다리로 캐리지 위에 놓여진 다리를 끌고 온다.
풋바에 올려진 다리는 고정한 채 캐리지 위에 놓여진 다리로 캐리지를 끌고 오며 몸이 길어지며 일어선다.

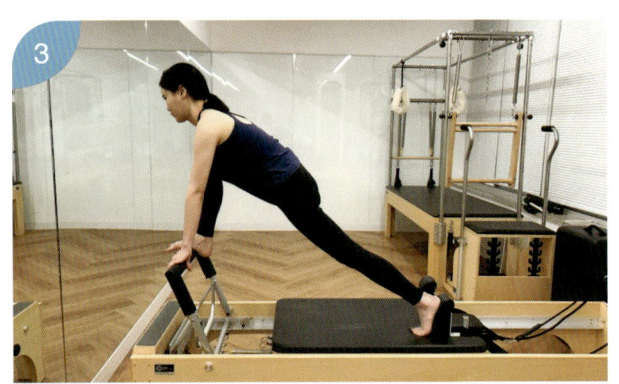

3 한쪽 발은 풋바, 다른 발은 캐리지에 두고 양손은 어깨 넓이로 풋바를 잡는다.

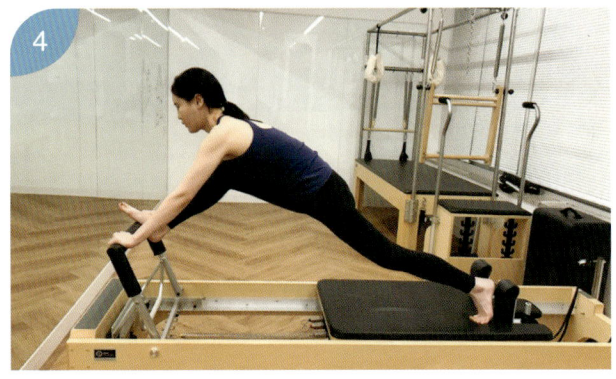

4 숨을 내쉬며 풋바의 다리를 펴주면서 햄스트링을 늘여준다.

작용근육	– 햄스트링, 엉덩이 굽힘근
목 적	– 엉덩이 굽힘근과 햄스트링 유연성 및 조절
machine setting	– blue, high
주의사항	– 폄근이 이완되었을 때 같은 쪽 다리의 골반은 전방으로 내려주어 이완력을 더 증대시킨다.

Lesson ❷ 기구

10 사이드 슬라이드(side splits)

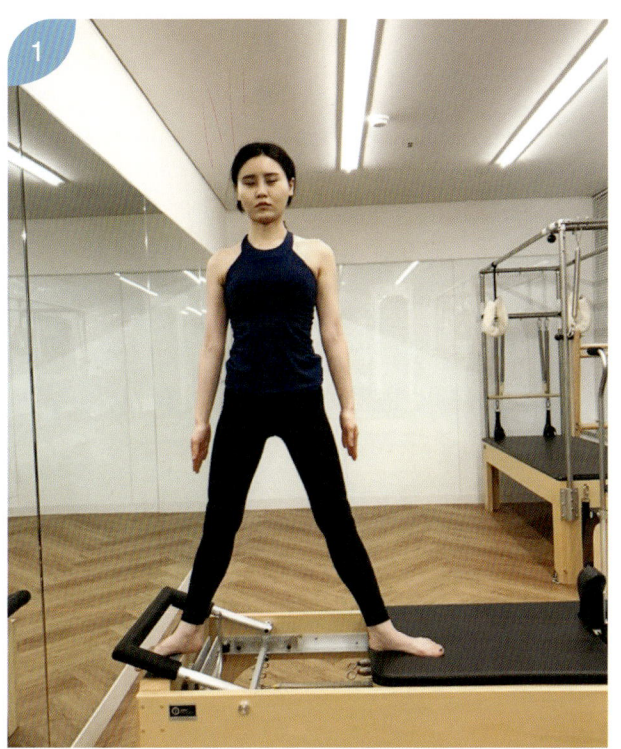

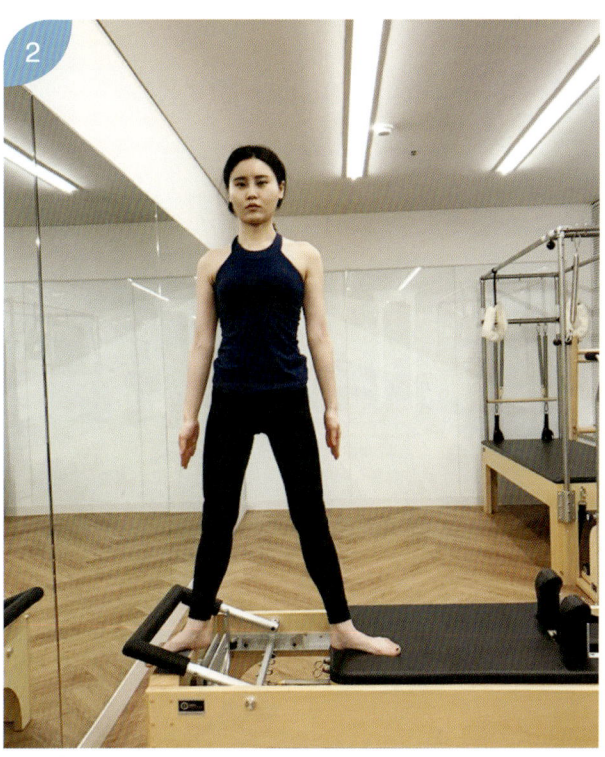

1 시작자세
리포머 위에 올라가 한쪽 발은 풋플레이트에 올리고 다른 쪽 발은 캐리지에 올린다(파렐 or 턴아웃). 이 때 캐리지가 움직이지 않게 한다. 숨을 들이쉬며 척추를 길게 세우고 캐리지를 옆으로 밀어낸다.

2 두 다리를 모으며 캐리지를 가져온다.

- **작용근육** — 엉덩이 모음근
- **목 적** — 엉덩이 모음근 강화, 골반과 허리 안정
- **machine setting** — blue or yellowh
- **주의사항**
  - 척추와 골반의 중립 상태를 유지한 채 최대한 멀리 캐리지를 밀어 보낸다.
  - 이동 시 체중이 편향되지 않고 중심은 항상 골반 중앙에 둔다.

2.리포머 101

4 상지

1 라운드 백(round back)

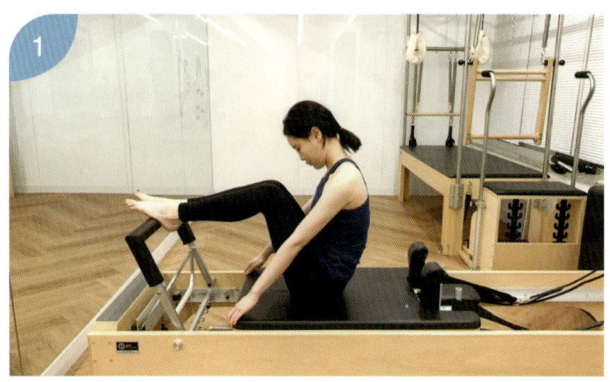

1 시작자세

엉덩뼈를 매트에 붙이고 앉는다. 발은 필라테스 1번자세로 발가락을 풋바 위에 올려준다. 다리는 외회전시켜 무릎을 굽혀주고 척추는 C곡선을 만든다. 손은 엉덩이 바깥쪽으로 하여 캐리지 모서리를 잡아준다.

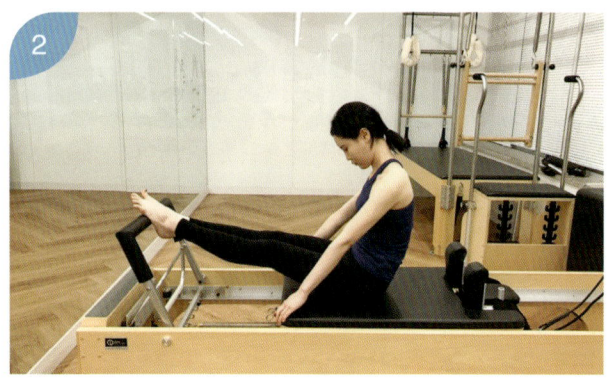

2 복부를 강하게 척추 쪽으로 밀어 넣으며 다리를 길게 뻗어 캐리지를 밀어낸다.

작용근육	– 복근, 등 폄근
목 적	– 몸통 안정, 무릎 폄근과 발바닥 굽힘근 강화
machine setting	– red+blue, high
주의사항	– 앉은 위치, 골반의 경사는 자신의 몸 상태에 알맞게 조정한다.

2 허그 트리(hug a tree)

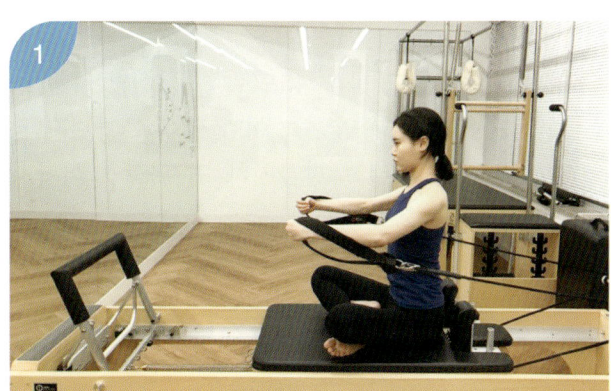

1 시작자세

골반 뒤쪽을 숄더레스트에 닿게 하고 리포머의 앞쪽을 향해 바라보며 양반다리로 앉는다. 양팔으로 옆으로 벌리고 손에 루프를 건다(팔을 어깨보다 낮게 한다). 팔꿈치를 살짝 굽혀 팔을 몸통 앞으로 둥글게 만들어 주어 팔꿈치가 시야에 들어오게 한다. 숨을 들이쉬며 척추를 길게 세운다. 척추를 길게 세우며 손을 앞으로 당겨 마치 나무를 안고 있는 자세를 취한다. 계속해서 팔꿈치를 둥글게 유지한다.

척추를 더욱 길게 세우며 팔을 벌려 시작자세로 돌아간다.

작용근육	– 위팔세갈래근
목 적	– 팔꿈치 폄근 강화, 몸통과 어깨뼈 안정
machine setting	– yellow or blueh
주의사항	

- 양반다리가 잘 안되면 롱박스 위에 앉는다(다리를 모으거나 벌려 앉는다).
- 날개 어깨뼈 증상이 심한 팔을 더 집중적으로 운동한다.

3 살루트(salute)

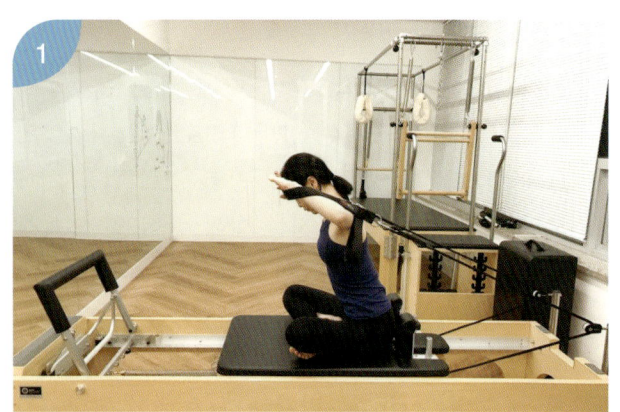

1 시작자세
양반다리를 하고 몸을 45도로 기울여 앉는다. 로프를 손을 걸치고 양손을 이마 옆으로 가져간다. 이때 어깨는 내리고 팔꿈치가 귀 뒤로 넘어가지 않도록 한다.

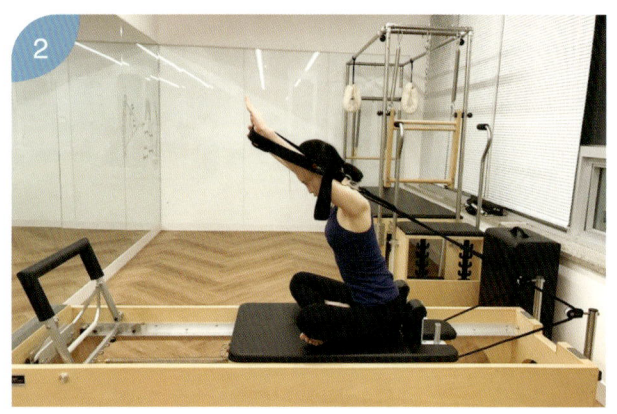

2 로프를 걸친 팔을 사선으로 길게 뻗으며 어깨뼈가 같이 상승하지 않도록 유의한다.

작용근육	– 위팔세갈래
목 적	– 팔꿈치 폄근 강화, 몸통과 어깨뼈 안정
machine setting	– yellow or blueh
주의사항	– 등세모근(승모근)을 억제했는지 확인해 준다.

4. 노젓기 자세 (modified front rowing)

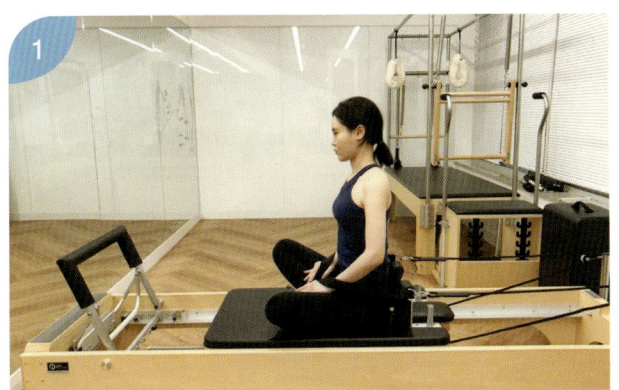

1 시작자세
숄더레스트에 엉덩이를 대고 앉아 손등을 위로 하고 로프를 잡고 앉는다. 이때 등이 굽지 않게 척추를 곧게 펴준다.

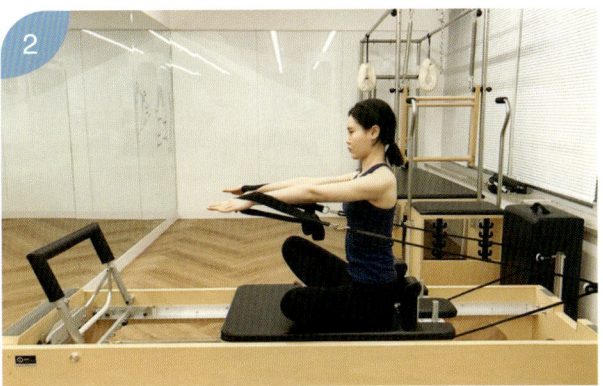

2 어깨를 내리고 양손을 어깨높이까지 뻗어낸다. 등에서 팔이 나간다는 느낌으로 길게 뻗어낸다.

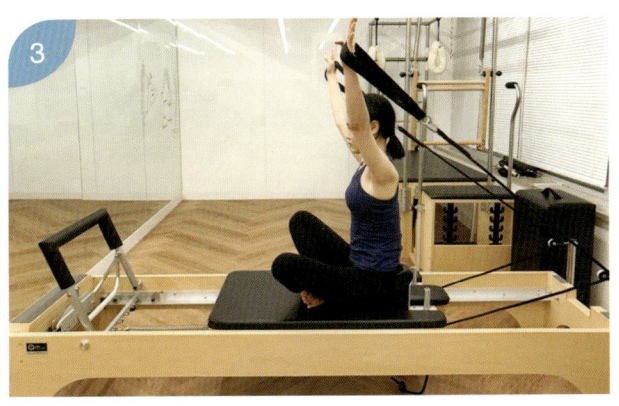

3 손을 머리 위로 들어올린다. 어깨와 귀가 최대한 멀어지게 어깨의 긴장을 풀어준다. 이때 어깨뼈를 내리며 상완을 드는 느낌이 중요하다.

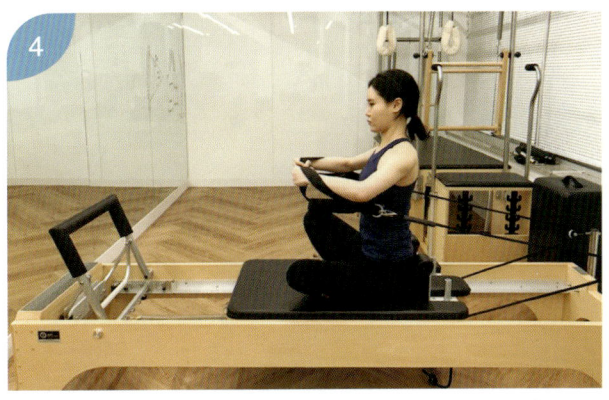

4 양팔을 옆으로 어깨의 긴장을 풀고 어깨뼈를 아래로 내린다. 시작자세로 돌아간다.

- **작용근육** — 어깨 굽힘근
- **목 적** — 어깨 굽힘근과 벌림근 강화, 몸통과 어깨뼈 안정
- **machine setting** — yellow or blue

5 닐링 암 체인 액션(kneeling arms chain action)

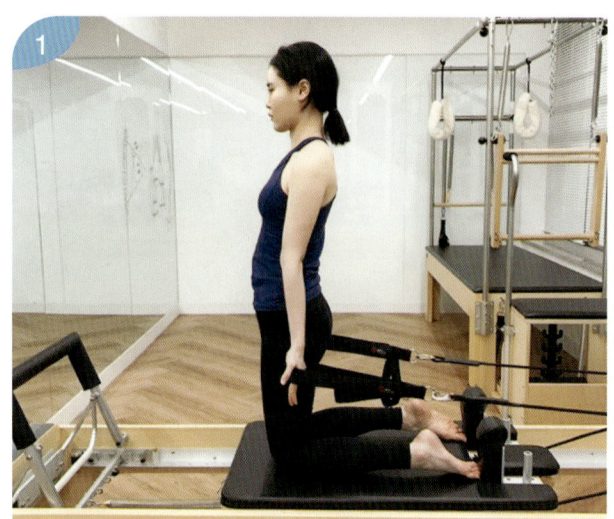

1 시작자세

무릎 서기 자세에서 어깨, 골반, 무릎이 일직선이 되고 몸통 중앙에 위치하게 한다.

2 Front Rasie

날숨 : 어깨를 내리고 양손을 어깨 높이에서 앞쪽으로 뻗어낸다. 등에서 팔이 나간다는 느낌으로 길게 뻗어낸다.

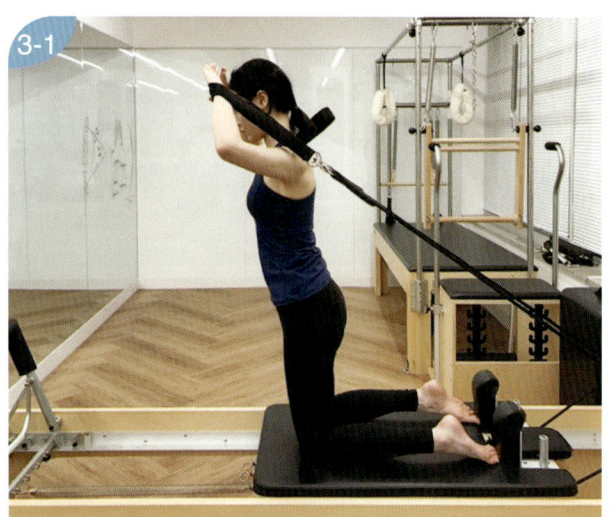
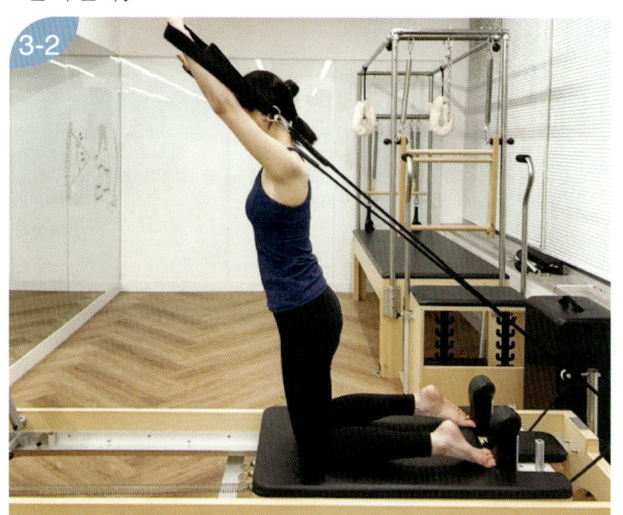

3- ❶ ❷ 살루트 salute

1. 시작자세 : 무릎선 자세를 하고 몸을 5~10도로 앞으로 넘어지지 않도록 조절하며 기울여 준다. 로프를 손을 걸치고 양손을 이마 옆으로 가져간다. 이때 어깨는 내리고 팔꿈치가 귀 뒤로 넘어가지 않도록 한다.
2. 날숨-들숨 : 로프를 걸친 팔을 사선으로 길게 뻗어내며 견갑골이 같이 상승하지 않도록 유의한다.

> ✓ Check
> **machine setting** — yellow or blue
> **주의사항** — 승모근을 억제했는지 확인해준다.

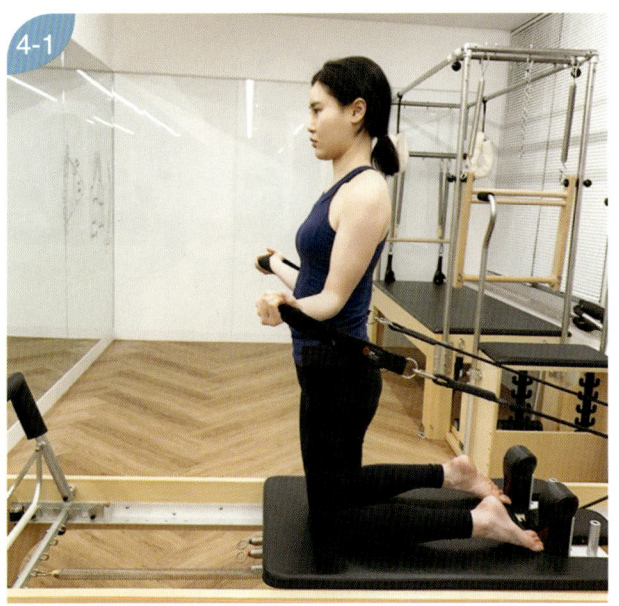
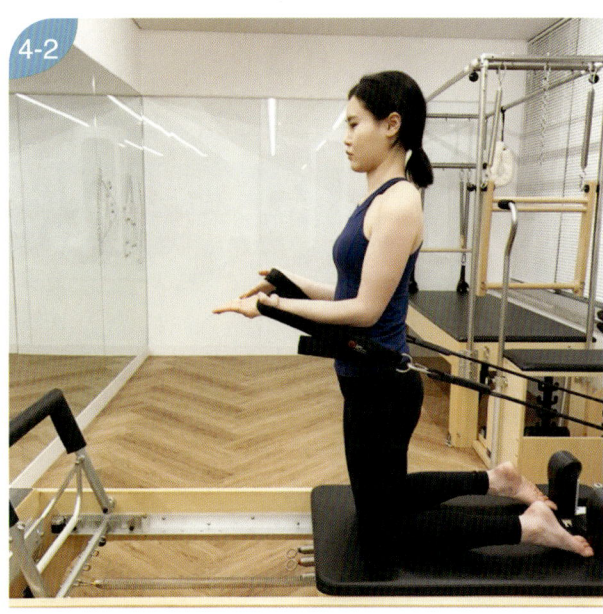

4- ❶ ❷ External Rotation
회전근개 외회전근 및 세모근(삼각근), 척추기립근, 코어 근육 강화

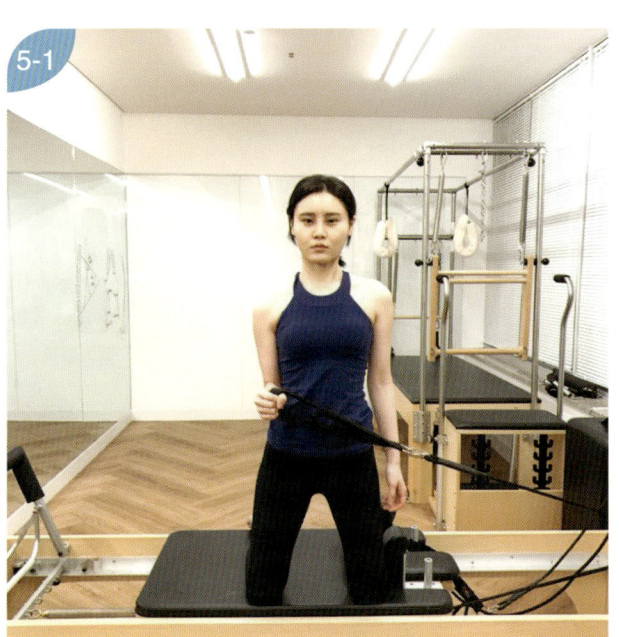
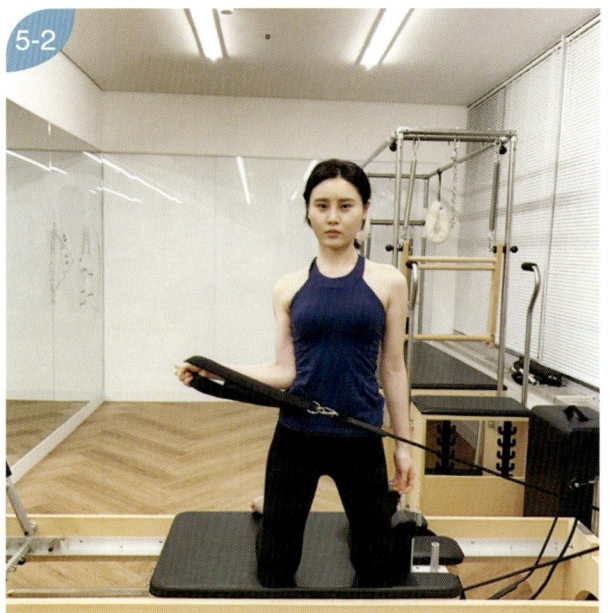

5- ❶ ❷ External Rotaion
회전근개 외회전근 및 삼각근, 척추기립근, 코어 근육 강화

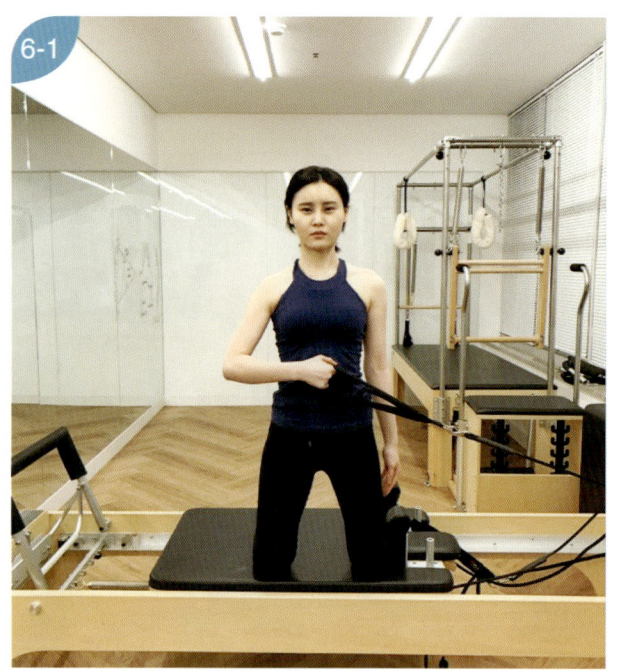
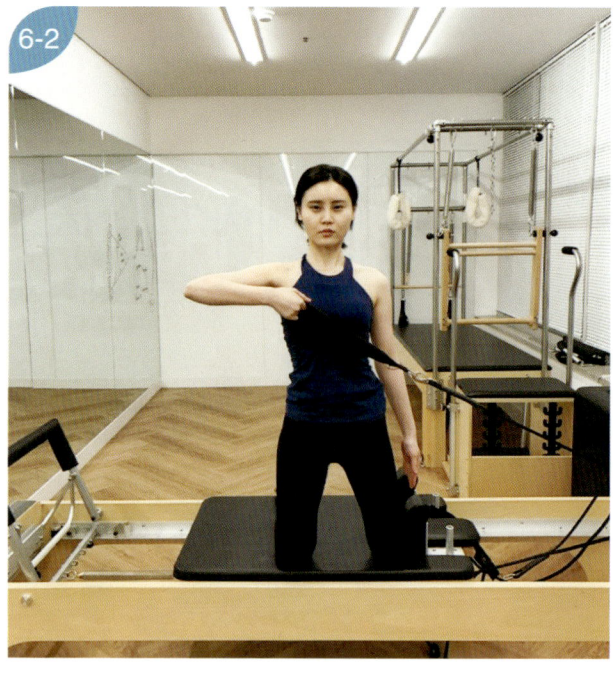

6- ❶ ❷ ❸ Up rowing & Extension
상중하부 등세모근, 상완삼두근, 척추기립근, 코어근육 강화

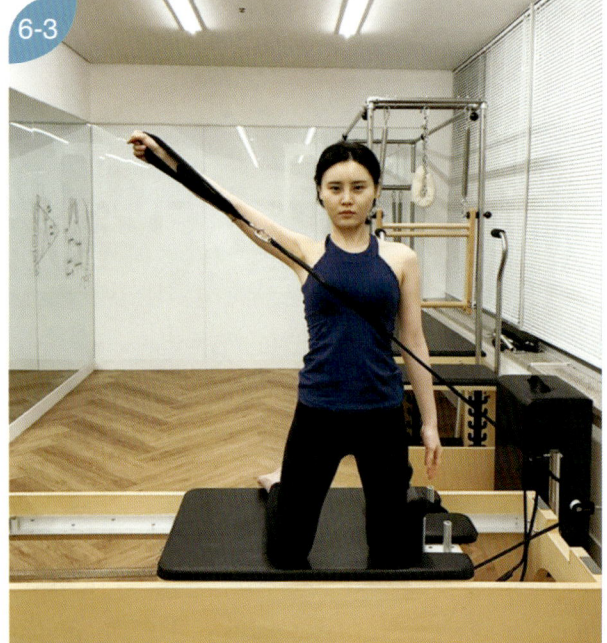

7-❶❷ Chest Expantion

중하부 승모근, 상완삼두근, 척추기립근, 코어근육 강화

① 허리가 과도하게 꺾이지 않게 한다.
② 굽힘근을 길게 늘여 중심축을 뒤로 넘긴다.

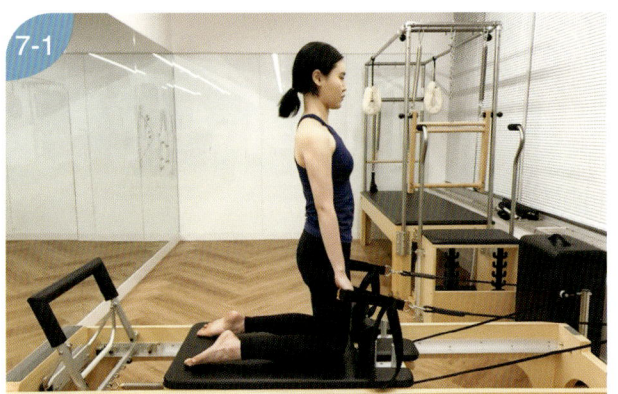
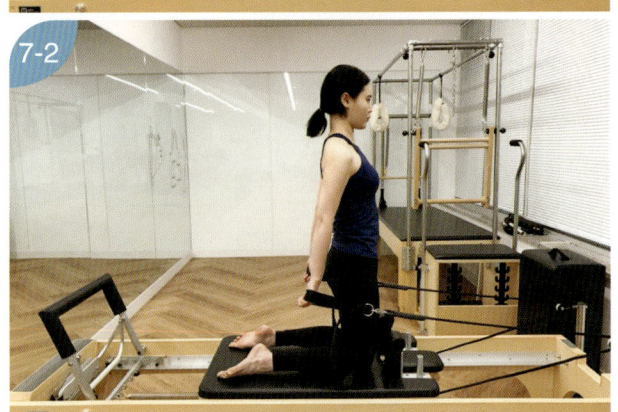

8-❶❷ Arm curl & Hinge

중하부 등세모근, 상완이두근, 척추기립근, 고관절굴곡근, 코어근육 강화

① 몸통의 축을 길게 늘여준다.
② 허리가 뒤로 빠지지 않게 한다.
③ 손목이 꺾이지 않게 한다.

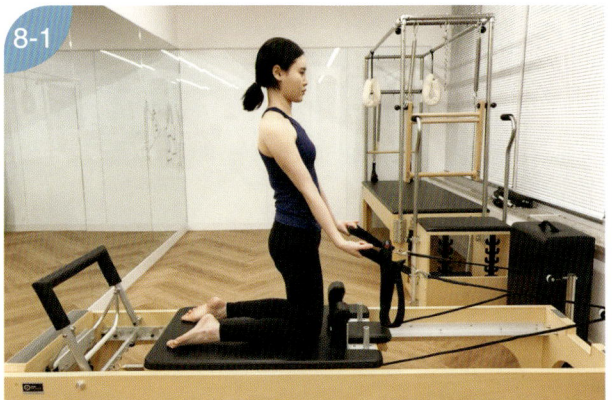
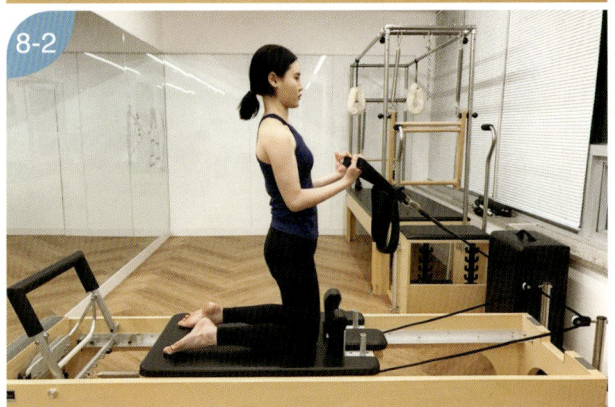

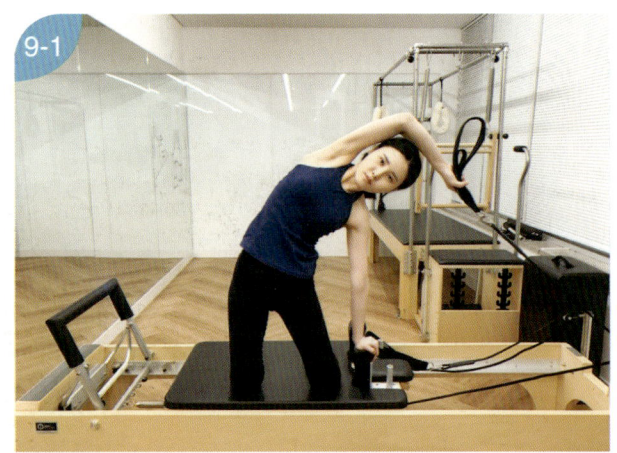

9- ❶ ❷
코어근육, 상완상두근 강화

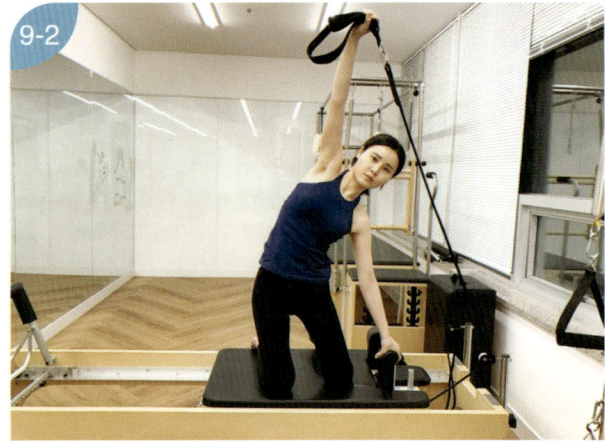

 machine setting
  – yellow or blue(up/down)

6 롱 박스 체스트 익스팬션(long box chest expansion)

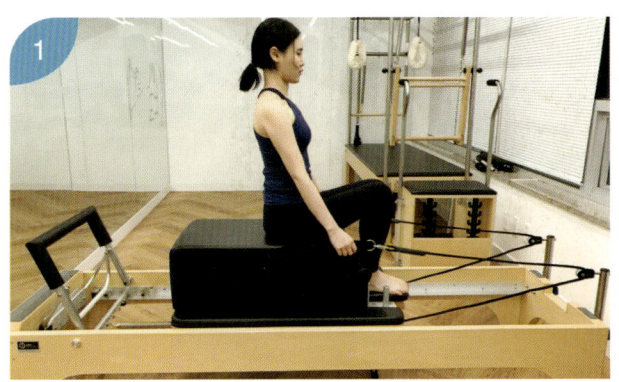

1 **시작자세**

척추를 길게 세워 앉아 손에 로프를 걸고 손바닥은 몸통 쪽으로 향하게 한다. 팔꿈치를 길게 펴고 어깨에 긴장을 푼다. 숨을 들이쉬며 다음 동작을 준비한다.

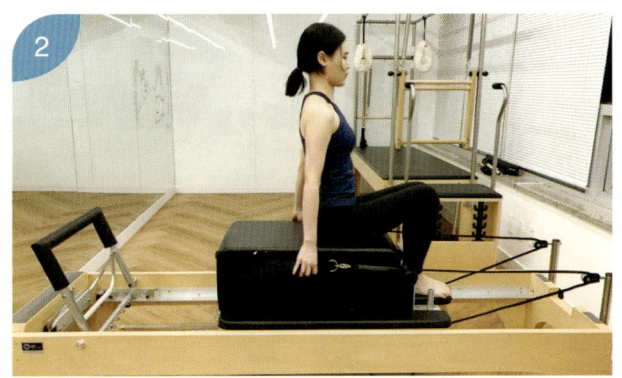

2 흉곽과 복부를 안정화시키며 팔을 뒤로 뻗는다 (팔을 몸통과 나란히 또는 몸통보다 조금 뒤까지). 이때 가슴을 활짝 펴고 어깨뼈를 등 뒤로 끌어내린다.
머리를 회전하여 양쪽 옆을 바라보며 목을 가볍게 늘여준다. 이때 계속해서 몸통을 안정화시켜 흉곽이나 어깨에서부터 회전하지 않도록 조심하며 양쪽 옆을 바라보도록 한다. 흉곽을 안정화시키며 시작 자세로 돌아간다.

Check

- **작용근육** — 넓은등근
- **목 적** — 어깨 폄근 강화, 몸통과 어깨뼈 안정
- **machine setting** — yellow or blue
- **주의사항**
  - 마름근(능형근)의 과도한 수축은 금지한다.
  - 회전근개 이완 후 실시하면 더 좋다.
  - 상완골두를 과도하게 전방 이동하지 않는다.

7 롱 박스 엘에이코릭스(long box LA corix)

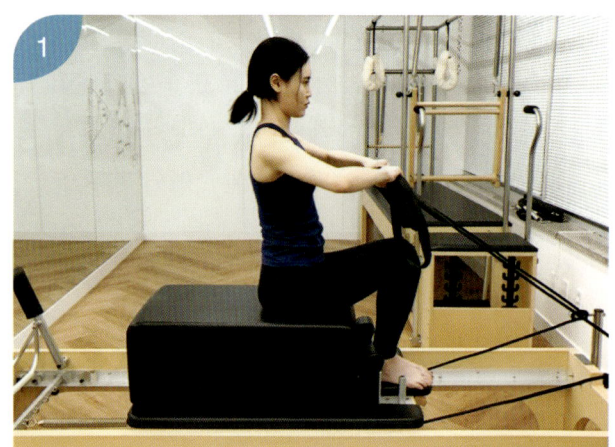

1 **시작자세**
 척추를 길게 세우며 롱박스 앞쪽에 앉는다. 로프를 크로스로 잡고 팔꿈치가 처지지 않게 유지한다.

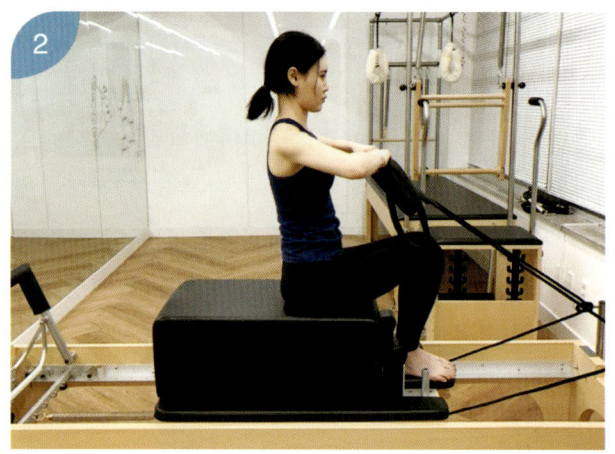

2 어깨뼈를 모은다는 느낌으로 팔을 뒤로 당겨준다. 흉곽이 과하게 앞으로 밀리지 않게 복부와 척추를 안정화시킨다.

작용근육	– 마름근
목 적	– 몸통과 어깨뼈 안정
machine setting	– yellow or blue
주의사항	– 어깨올림근(견갑거근)의 불필요한 힘이 느껴질 시 충분히 스트레칭 후 실시한다.

8 롱 박스 회전근개 운동(long box Ex. rotator cuff)

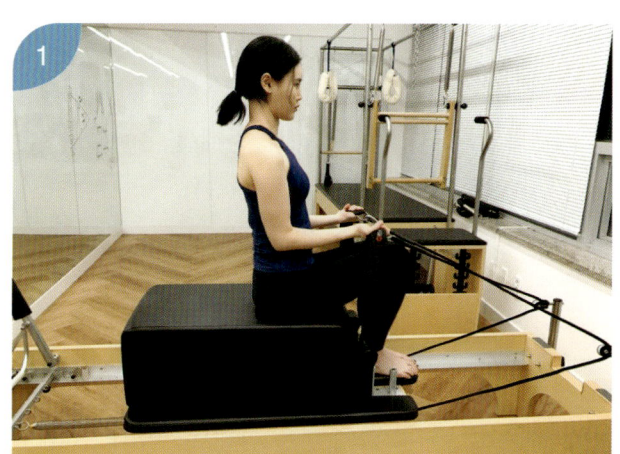

1 시작자세

안쪽 손목이 위쪽을 향하게 로프를 크로스로 잡고 앉는다. 팔꿈치는 옆구리쪽에 붙여놓고 손목과 팔꿈치의 위치를 일정한 간격으로 유지한다.

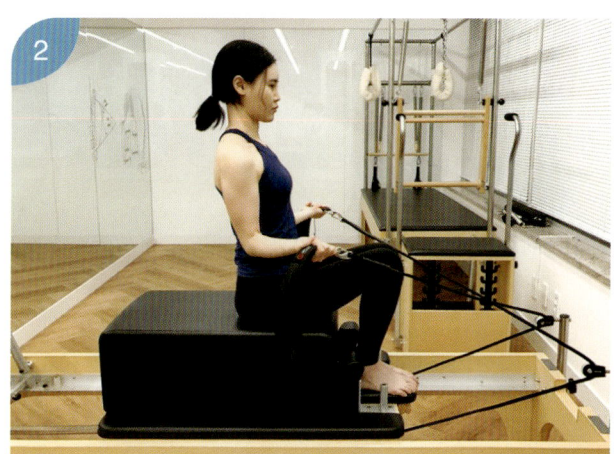

2 어깨를 넓게 펴고 로프를 잡은 손을 열어준다. 이때 흉곽이 과하게 나가지 않도록 주의하며 빗장뼈(쇄골) 주위의 근육을 늘린다는 느낌으로 가슴을 열어준다.

- **작용근육** — 회전근개
- **목 적** — 어깨관절 안정화
- **machine setting** — yellow
- **주의사항**
  - 외회전 시 등의 힘보다 회전근개근의 자극을 느낀다.
  - 상완골두의 전방기울임을 주의한다.

9. 3가지 어깨 운동(three way shoulder Ex)

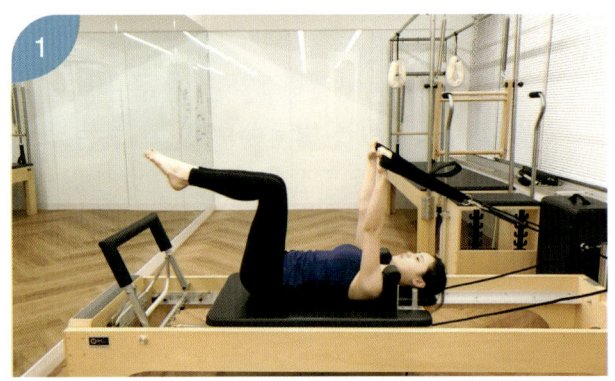

1 시작자세
등을 대고 누워 손목이 꺾이지 않게 핸들을 잡는다. 다리는 테이블 탑 레그 자세를 유지하고, 손은 앞으로 나란히 한다.

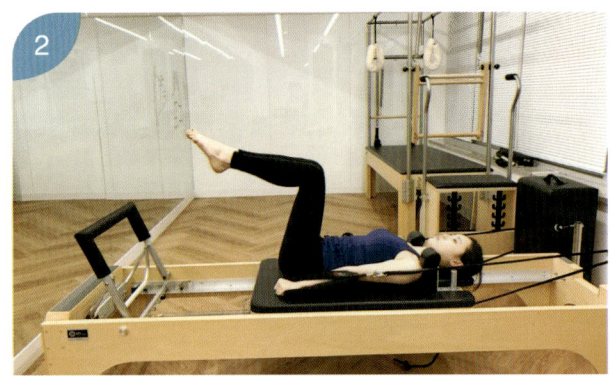

2 어깨가 상승되지 않게 팔을 아래로 끌어내린다. 코어를 컨트롤 한다. 양손은 옆구리에 붙인다.

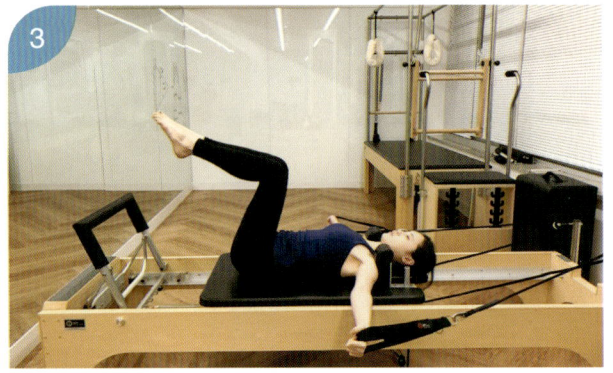

3 양손을 옆으로 들어올린다. 손을 올릴 때 어깨뼈의 안정감을 위해 양팔은 어깨보다 낮게 올린다.

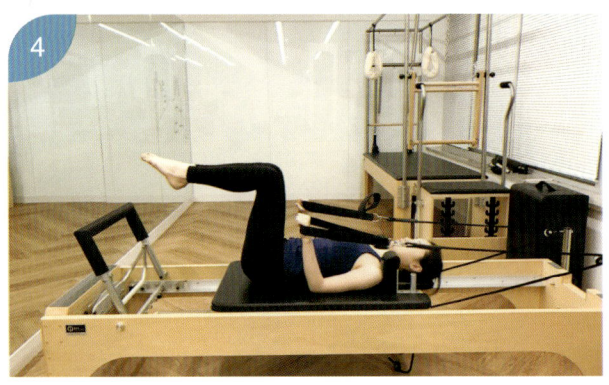

4 팔꿈치를 구부려 옆구리에 붙인다.

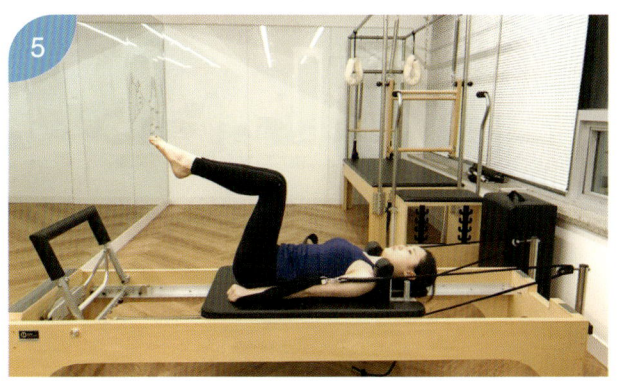

5 숨을 내쉬며, 팔꿈치 아래쪽을 내려준다. 동작 진행 시 손목이 꺾이지 않게 주의한다.

작용근육	– 회전근개
목 적	– 어깨관절 안정화
machine setting	– blue or yellow, up & down
주의사항	– 손목이 꺾이지 않게 주의한다.

03 바렐

1 복부

1 라테랄 플렉션(lateral flexion)

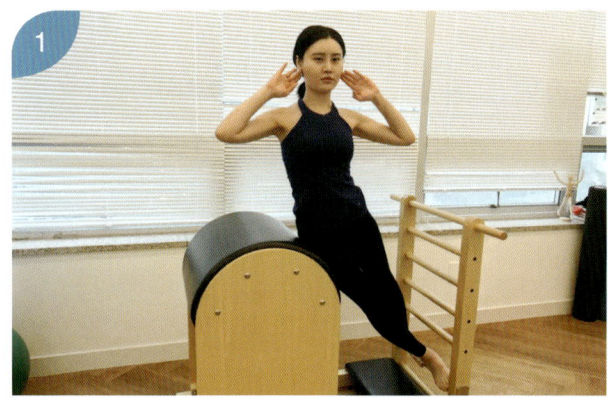

1 시작자세
두 발을 앞뒤로 교차하고 한쪽 골반을 바렐에 기대어 양손은 머리 뒤에 낀다(우측 빗근 운동 시 오른발 뒤, 골반 중립).

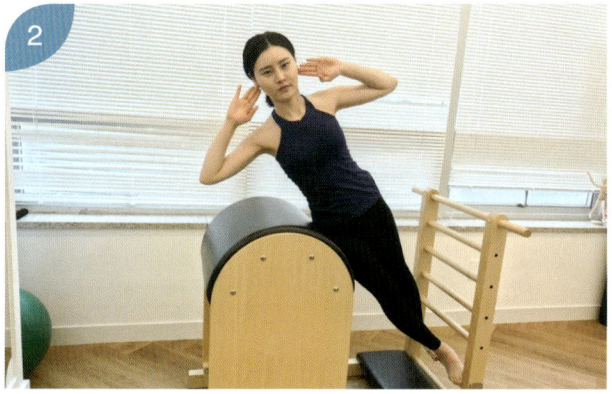

2 골반과 어깨의 정렬을 유지한 상태로 측굴한다. 숨을 들이쉬며 다음 동작을 준비한다.

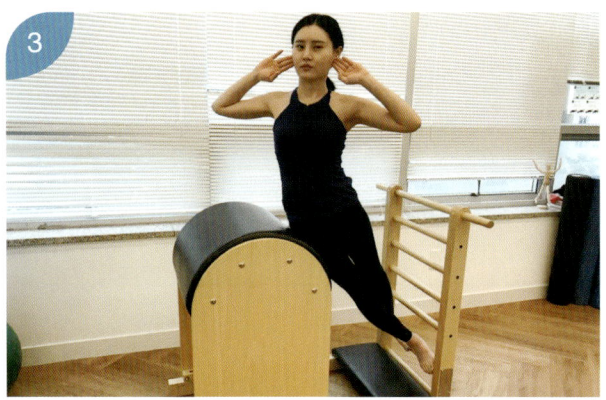

3 내쉬는 호흡에 척추를 길게 늘이면서 올라온다.

Check

작용근육
- 배빗근

목 적
- 가쪽 몸통 굽힘근 강화 및 스트레칭
- 몸통 안정

machine setting
- Riser low

주의사항
- 트위스트할 때는 숨을 내쉬며 등뼈, 견갑대만 비틀어 주고 척추기립근의 수축으로 회전이 되어선 안된다.
- 흉곽이 한쪽으로 기울지 않게 중립에 집중한다.

2 브릿지 체인 액션(bridging chain action)

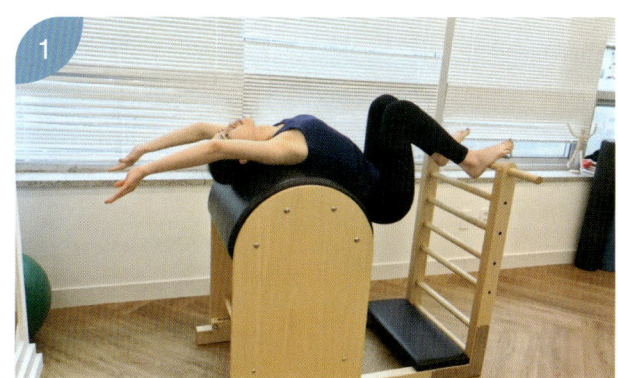

1 시작자세
등을 바렐에 대고 눕는다.

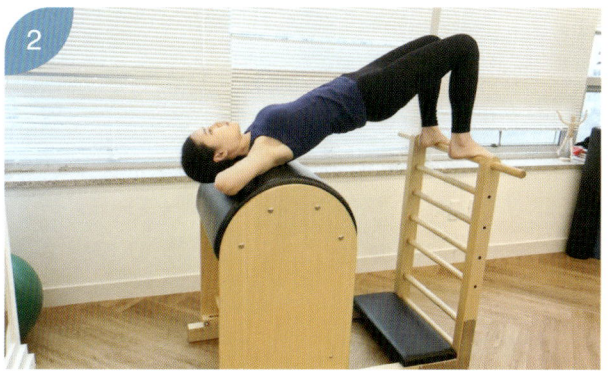

2 등부위는 고정된 상태로 골반만 들어올린다. 이때 중심은 등뼈가 잡는다.

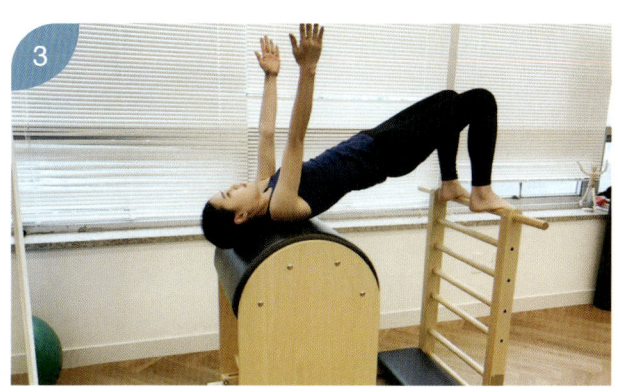

3 등부위를 고정한 상태에서 팔의 동작을 바꾸어 주면서 진행한다.

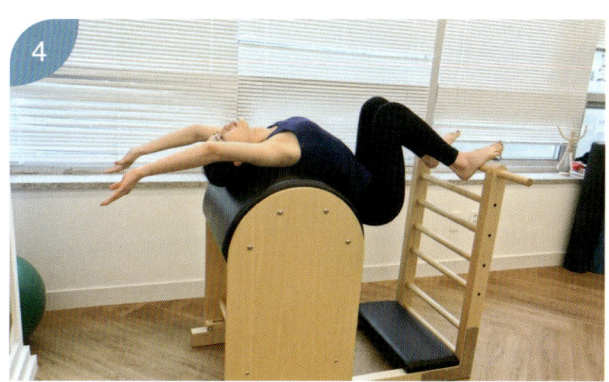

4 변형동작을 진행할 수 있다.

작용근육	- 복근
목 적	- 엉덩이 폄근 강화, 골반과 허리 안정
machine setting	- riser high

3 롤 업 체인 액션(roll up chain action)

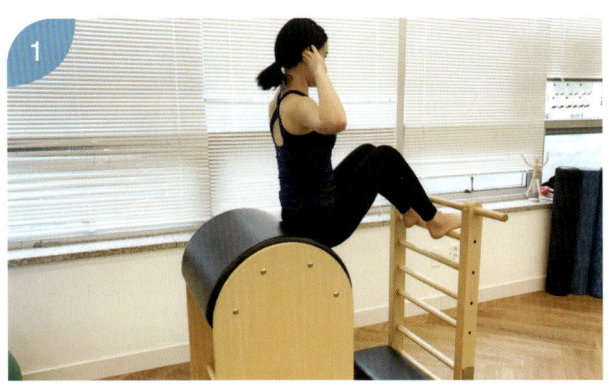

1 시작자세
바렐 위에 안전하게 앉아 무릎을 굽히고 두번째 사다리에 발을 올려놓는다.

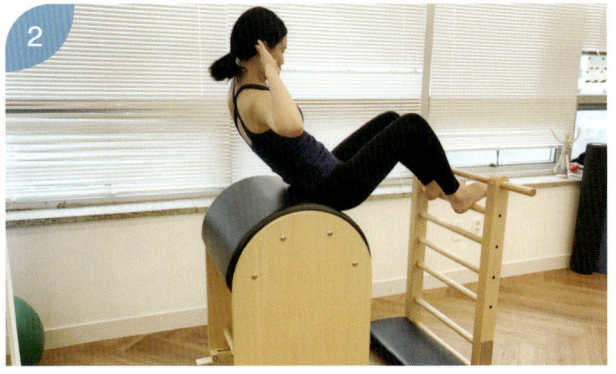

2 척추뼈가 한 마디씩 바렐에 닿도록 천천히 몸을 뒤로 젖혀준다.

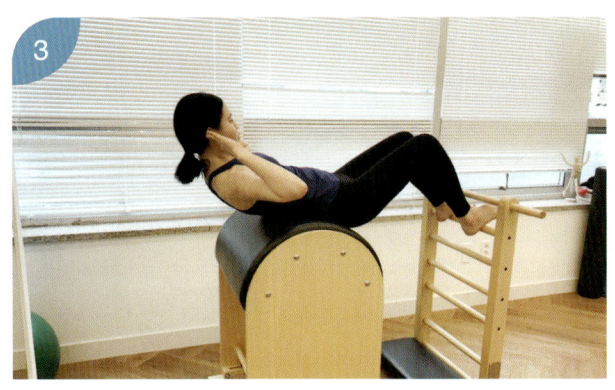

3 배곧은근(복직근)의 기시, 정지선상 일자정렬까지만 내려간다.

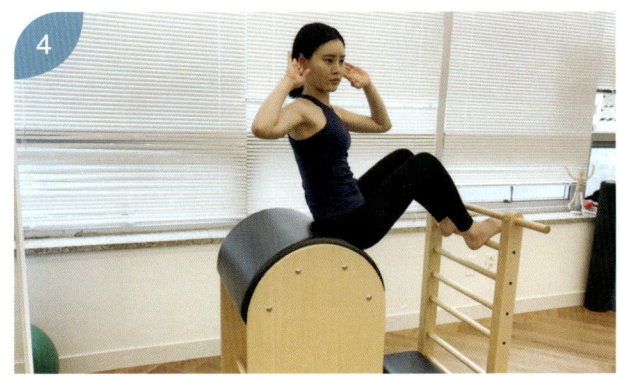

4 트위스트 동작을 연결할 수 있다.

작용근육	– 복근
목 적	– 복근 강화, 몸통 안정
machine setting	– riser high
주의사항	– 트위스트 시 어깨와 등부위를 비틀어주어 골반이 흔들리지 않게 주의한다.

Lession ❷ 기구

2 척추 분절

1 백조 자세(swan)

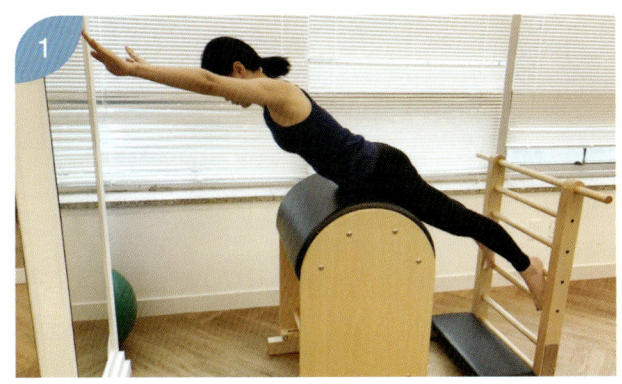

1 시작자세
골반을 바렐의 3등분한 곳에 바르게 놓는다. 다리를 두번째 칸에 올린다. 팔은 길게 늘어뜨린 상태에서 바렐에 척추를 더 길게 뻗는다.

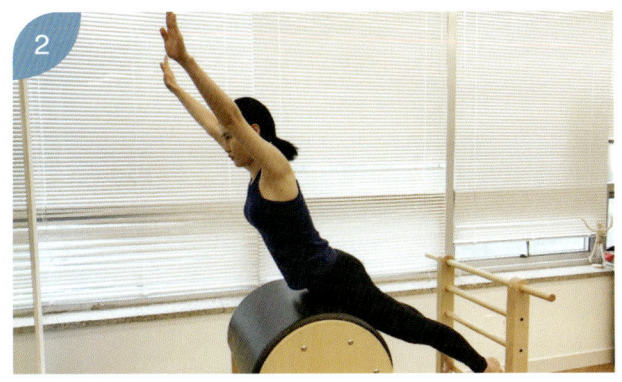
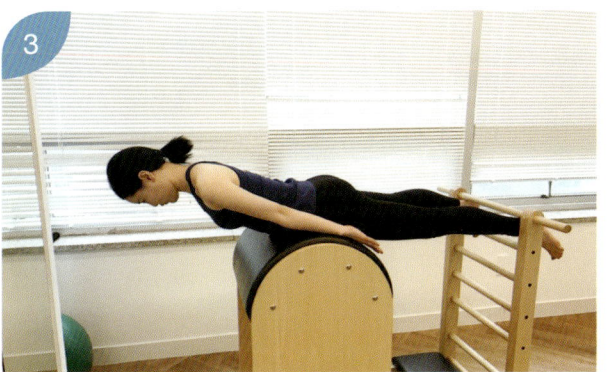

2~3 무릎을 펴면서 상체를 들어올린다. 시선을 멀리 보내주며 척추뼈가 마디 순서대로 올라올 수 있게 흉곽을 더 조이며 허리가 과하게 폄되지 않게 복부를 조인다.

작용근육	- 복근
목 적	- 복근 강화, 몸통 안정
machine setting	- riser high or middle
주의사항	- 허리의 과전만에 주의한다.

2 스완 다이브(swan dive)

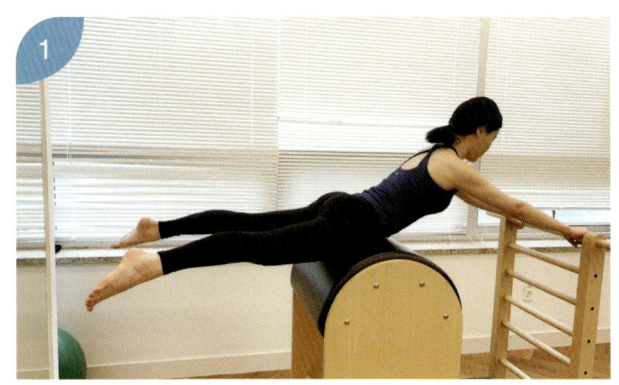

1 시작자세

엎드려 바렐의 3등분한 곳에 골반을 놓고 양손을 바에 놓는다. 엉덩이와 복부를 유지하고 다리는 골반 넓이만큼 벌린다. 천천히 등을 폄시키면서 상체를 들어올린다. 이때 등 근육으로 상체를 올려 주고 어깨가 따라 올라가지 않게 내려준다.

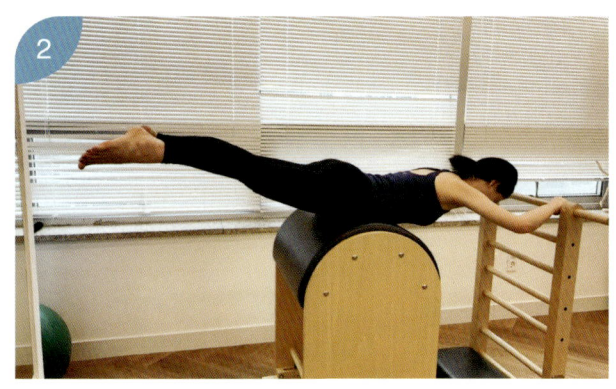

2 상체가 다 올라간 상태에서 천천히 엉덩이와 복부에 힘을 풀지 않고 등의 폄된 힘으로 버티면서 상체를 천천히 내려준다.

- **작용근육** — 등 폄근
- **목 적** — 등 폄근 강화, 몸통 안정
- **machine setting** — riser high
- **주의사항** — 허리의 과전만에 주의한다. 얼굴이 바에 부딪히지 않게 주의한다.

3 하지

1 레그 스트레칭 체인 액션(leg stretch chain action)

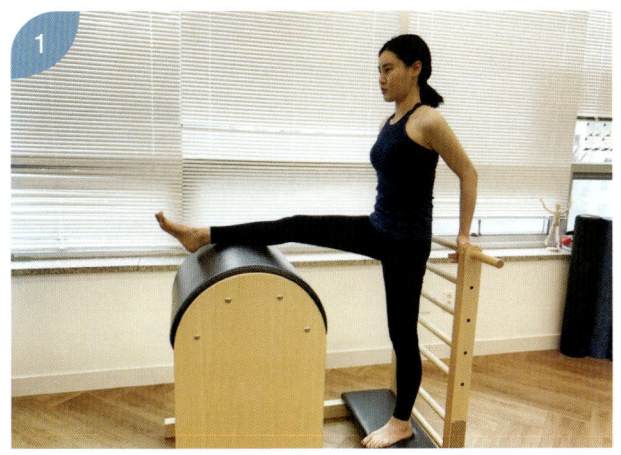

1 시작자세
한쪽 다리는 바렐 위에 올리고, 다른 쪽 다리는 발판에 정면으로 뻗어올린 후 몸통의 정렬을 맞춘다.

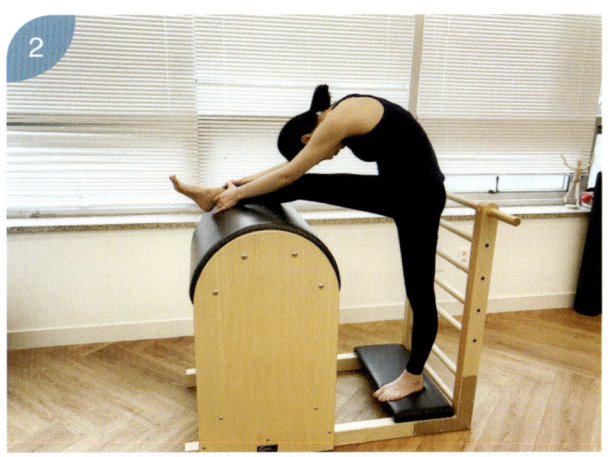

2 무릎을 펴고 골반은 수평으로 유지시켜 기울인다. 허벅지 뒤쪽과 척추를 스트레칭한다.

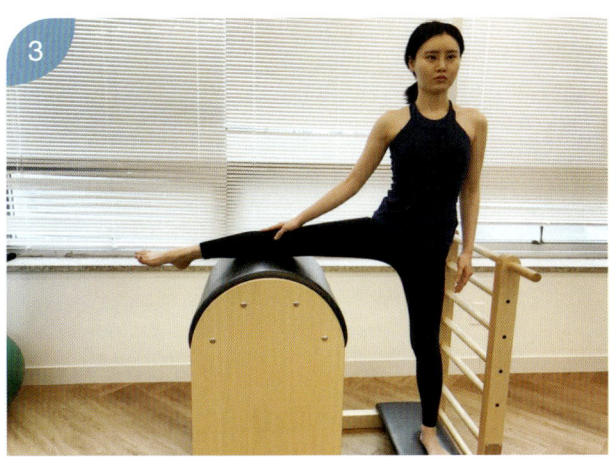

3 한쪽 다리는 바렐 위에 올리고, 다른 쪽 다리는 발판에 옆면으로 뻗어올린 후 몸통의 정렬을 맞춘다.

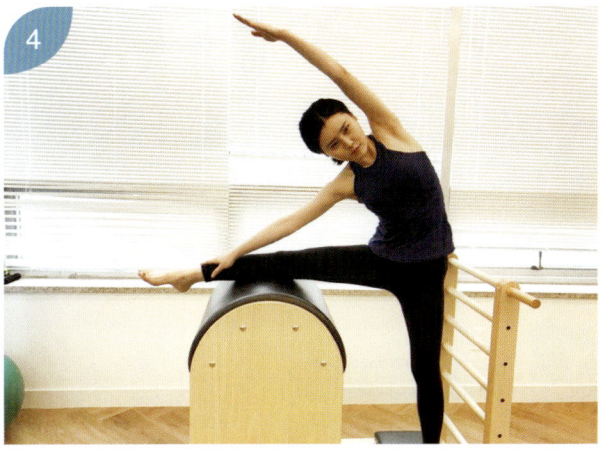

4 무릎을 펴고 골반은 수평을 유지시켜 기울인다. 허벅지 안쪽과 골반, 모음근, 넓은등근을 스트레칭한다.

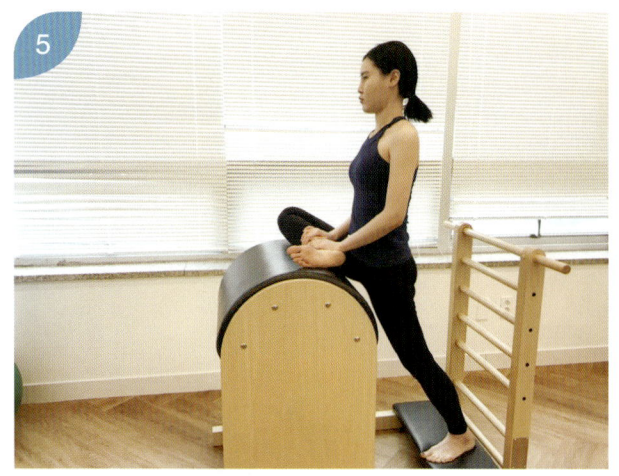

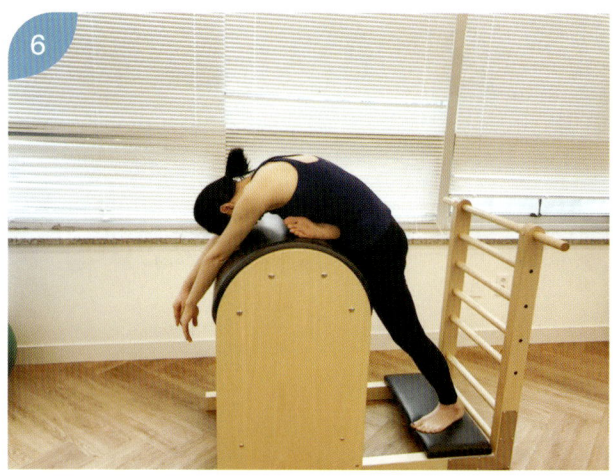

5 한쪽 다리는 바렐 위에 올리고, 다른 쪽 다리는 발판에 무릎을 살짝 90~120도 정도 구부려 정면으로 뻗어올린 후 몸통의 정렬을 맞춘다.

6 무릎을 펴고 골반은 수평을 유지시켜 상체를 전방으로 기울인다. 엉덩이 뒤쪽과 척추를 스트레칭한다.

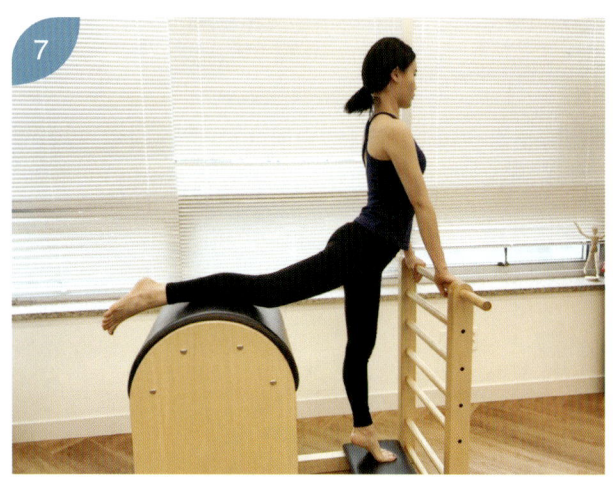

7 무릎을 펴고 골반은 수평을 유지시켜 기울인다. 허벅지 앞쪽과 엉덩허리근, 복부 근육을 스트레칭 해준다.

작용근육	– 햄스트링, 모음근, 둔근
목 적	– 작용 근육의 스트레칭
machine setting	– standing on the plate, high
주의사항	

- 키에 맞게 스탠딩 플레이트, 롱박스 등을 놓는다.
- 유연성에 맞게 바렐의 위치를 조절한다.

2 말타는 자세(horseback)

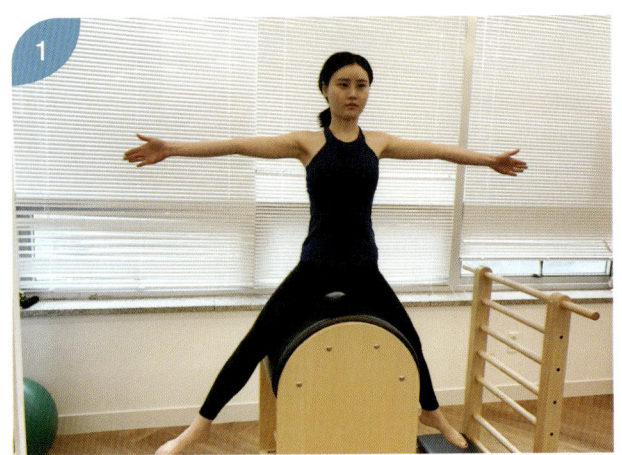

1 시작자세

바렐의 중간 지점에 앉는다. 숨을 들이쉬며 다음 동작을 준비한다.

축을 계속 늘이는 느낌으로 허벅지를 조여준다. 몸통이 앞이나 뒤로 기울어지지 않게 한다.

작용근육	- 모음근
목 적	- 몸통과 골반 안정화
machine setting	- riser high or middle
주의사항	- 골반은 중립을 유지한다.

 4 상지

1 Y T W A raise

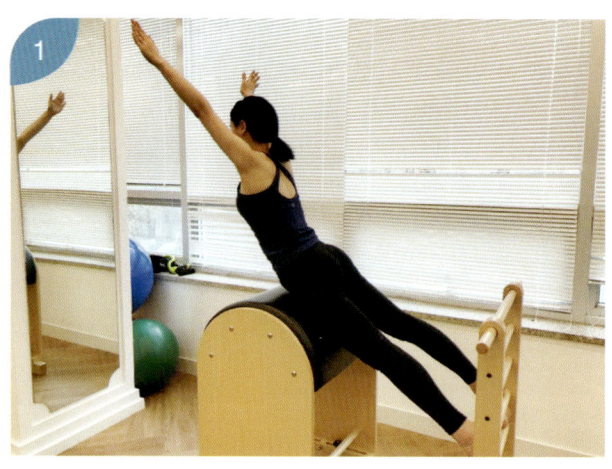

1 시작자세

ASIS를 바렐에 대고 골반을 늘여서 팔다리를 뻗고 엎드린다. 숨을 들이쉬며 다음 동작을 준비한다.

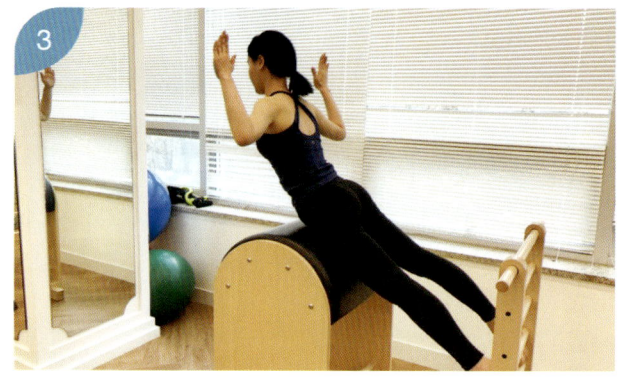

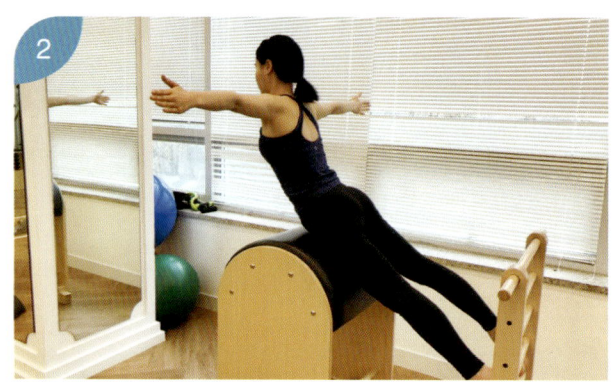

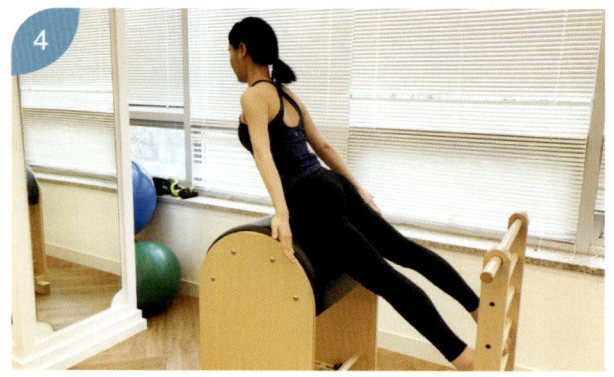

2~4 숨을 내쉬며 어깨는 아래로 내리고 상완은 위로 들어올린다. 이때 어깨올림근(견갑거근)에 불필요한 힘이 들어갈 경우에는 고개를 숙여준다.

> **Check**
>
> **machine setting**
> - riser high or middle
>
> **주의사항**
> - 허리의 과전만에 주의한다.
> - 웨이트밴드를 착용할 수도 있다.

2 수영하는 자세(swimmer)

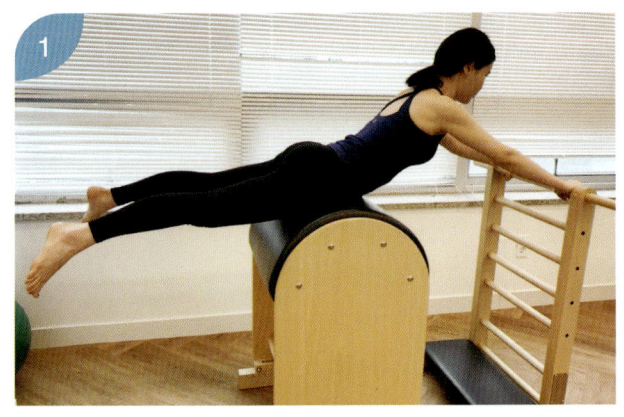

1 시작자세
위앞엉덩뼈가시(ASIS)를 바렐에 대고 골반을 늘여서 팔다리를 뻗고 엎드린다. 숨을 들이쉬며 다음 동작을 준비한다.

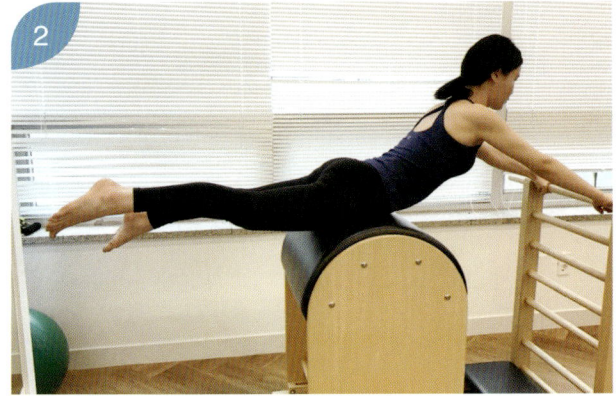

2 숨을 내쉬며 한쪽 다리를 먼저 들어올린다. 이때 다리 사이가 많이 벌어지지 않게 하며 어깨가 올라가지 않게 한다.

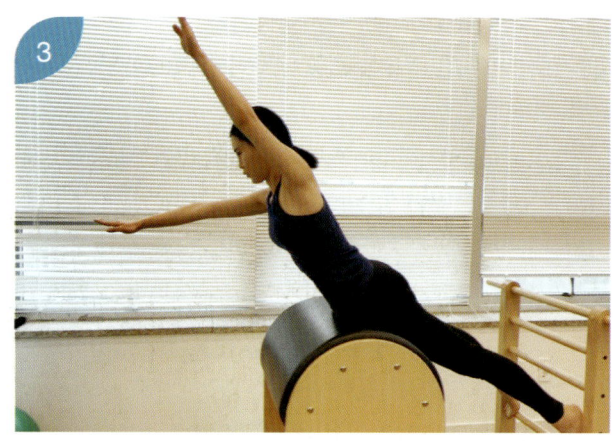

3 양발을 바에 놓고 위앞엉덩뼈가시(ASIS)를 바렐에 대고 엎드린다. 한 손은 귀 옆, 다른 손은 앞으로 나란히 한다.

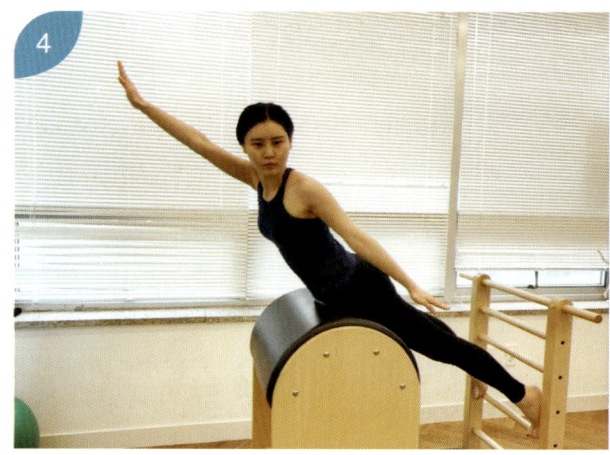

4 허리가 꺾이지 않도록 유의하고, 손을 헤엄치듯 돌려준다. 목 부위가 과폄이 되지 않도록 한다.

machine setting
- riser high or middle

주의사항
- 두 번째 운동 시 올라간 팔은 길게 뻗어올린 후 상체 비틀어짐을 방지하기 위해 내린 팔은 길게 뻗어 내린다.
- 고개는 등부위와 일직선상에 놓는다.

Lesson ❷ 기구

04 체어

1 복부

1 벽에 발 붙이고 롤 다운(roll down with feet against wall)

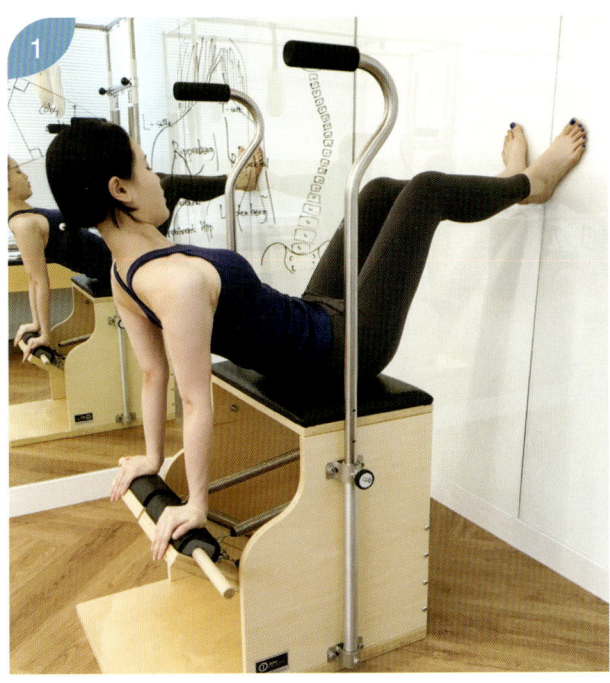
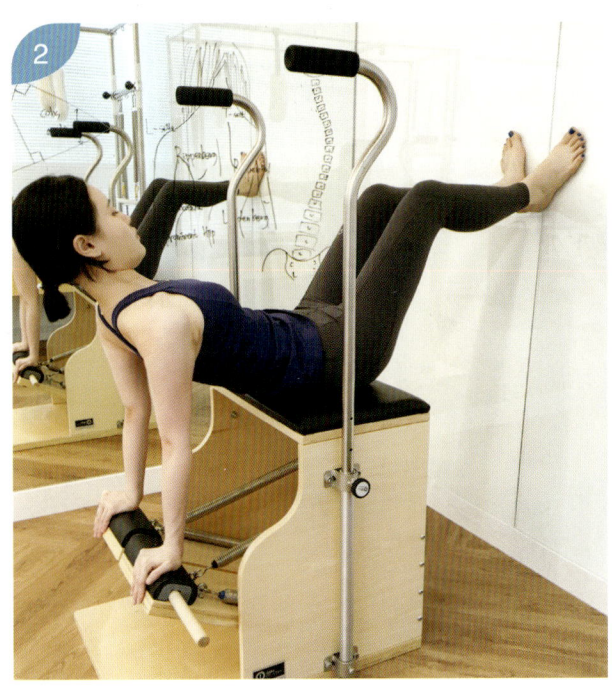

1 **시작자세**
체어 위에 엉덩이를 두고 양손은 힌지바를 잡는다. 양발을 V자 모양으로 하여 발가락을 벽에 붙이고 다리와 엉덩이 각도를 90도로 유지한다. 시선은 배꼽을 본다.

2 숨을 들이쉬며 다음 동작을 준비한다.
골반 중립을 유지하며 몸통을 안정화시키고 팔을 천천히 내린다.

- **작용근육** — 복근, 등 폄근
- **목 적** — 복근 및 등 폄근 강화, 어깨 및 가슴 스트레칭
- **machine setting** — 1 black, 2 blue, high

2 트위스트 티저(twisted teaser)

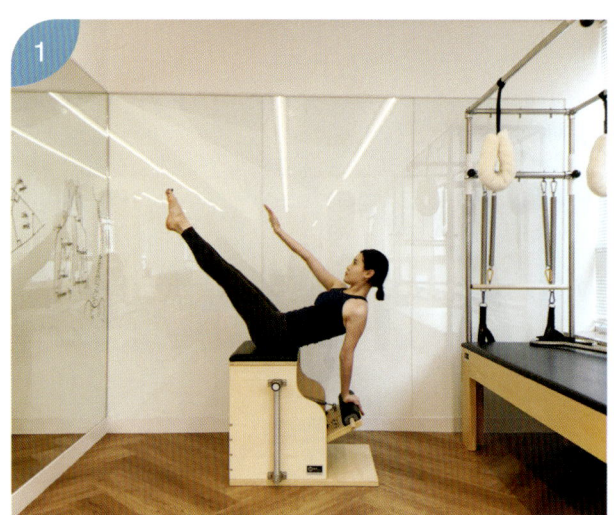

1 시작자세

체어 위에 무릎을 펴고 발목관절을 발바닥굽힘하여 앉는다. 골반은 중립을 유지하고 한 손은 힌지바를 잡고 다른 손은 손바닥을 하늘로 향하게 하여 다리와 나란하게 들어올린다.

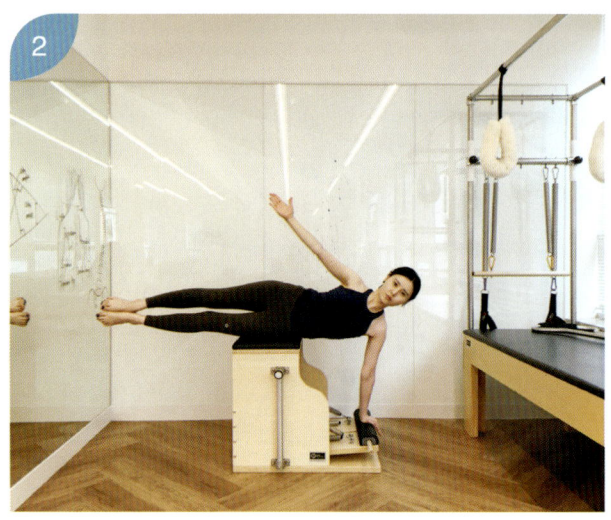

2 힌지바를 잡은 손은 아래로 뻗어주며 다른 손은 일직선으로 유지하여 몸통을 틀어 양발을 같이 일직선으로 뻗어준다.
숨을 내쉬며 시작자세로 돌아간다.

machine setting
- 2 blue, 1 blue + black, high

Lession ❷ 기구

3 트위스트 티저 준비(twisted teaser prep)

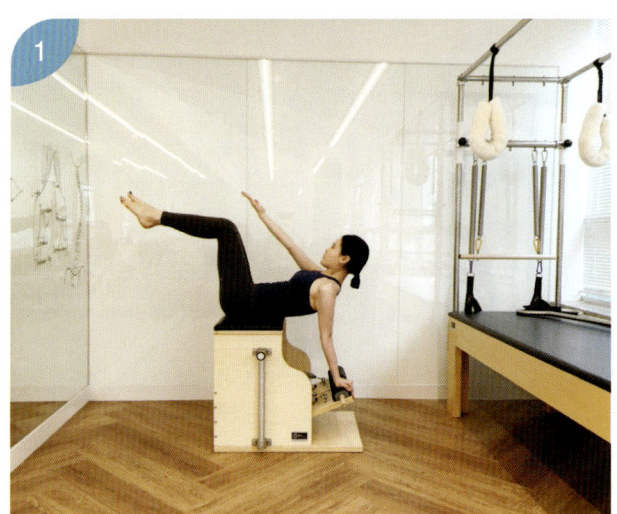

1 시작자세

골반을 중립으로 유지하고 무릎을 구부려 테이블 탑 자세를 만든다. 상복부를 말아 올리고 한 손은 손바닥이 하늘로 향하게 하여 들고 다른 손은 힌지바를 잡는다.

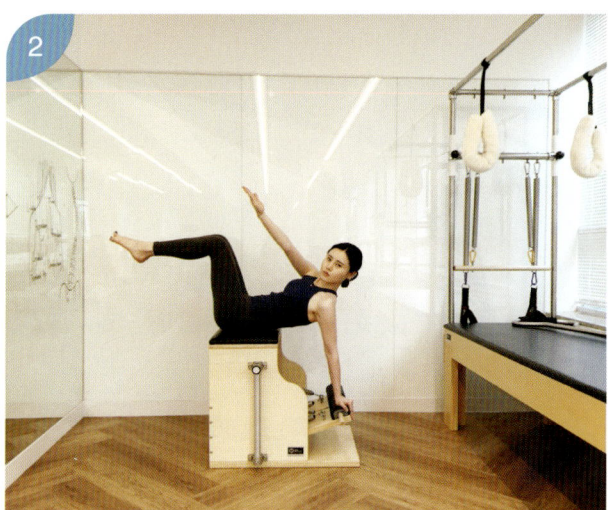

2 숨을 들이쉬며 다음 동작을 준비한다.

숨을 내쉬며 힌지바를 잡은 손을 아래로 밀어내며 골반은 중립으로 유지하며 몸통만 트위스트한다.

machine setting
— 2 blue, 1 blue + black, high

4.체어

4 픽 업(pike up)

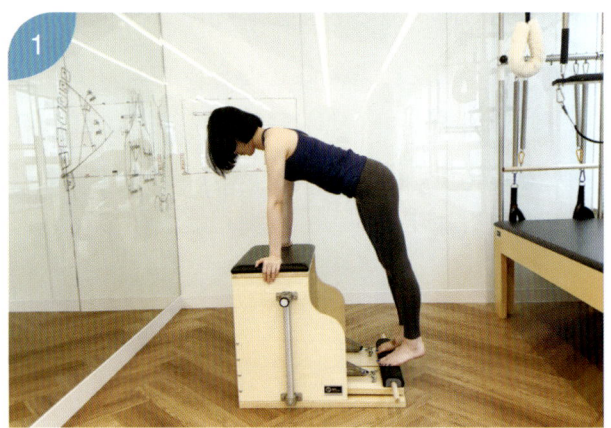

1 시작자세

두 발을 페달 위에 올리고 양손은 체어 바닥을 잡는다. 골반을 후방으로 만들어 주고 손을 밀어내 등을 말아올린다.

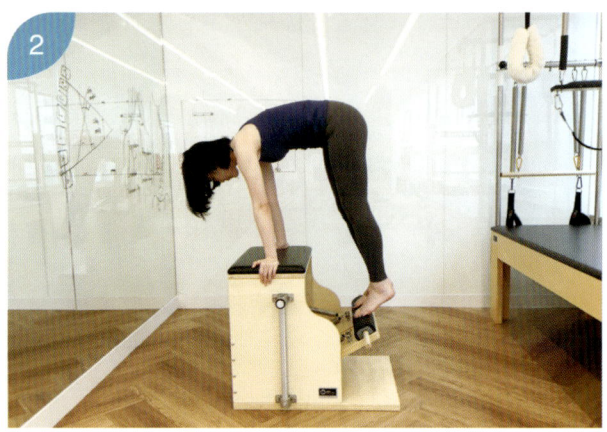

2 숨을 들이쉬며 복부를 조여 복부 힘으로 몸을 올린다.

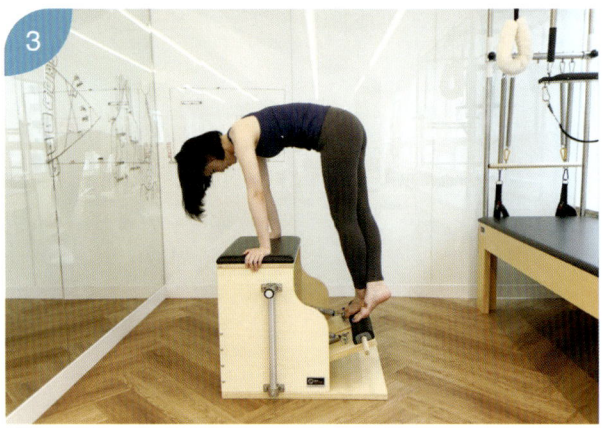

3 시작자세로 돌아간다.

작용근육	– 복근, 앞톱니근
목 적	– 복근 조절, 어깨뼈 안정, 어깨부위 강화
machine setting	– 1 blue + black & 2 black, high

Lesson ❷ 기구

5 푸쉬 다운 체인 액션(push down chain action)

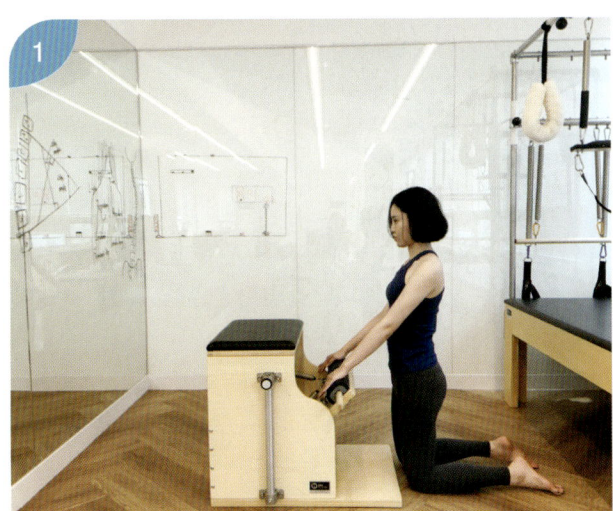

1 시작자세

체어 앞에 무릎을 꿇고 엉덩이를 든 후 양손을 페달 위에 올린다. 숨을 들이쉬며 다음 동작을 준비한다.

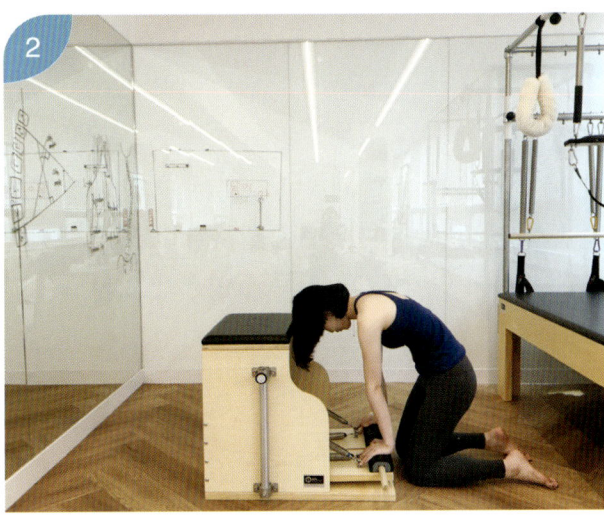

2 숨을 내쉬며 바닥을 향해 어깨가 올라가지 않도록 하여 페달을 누른다.

machine setting
- 2 blue, high + middle

2 척추분절

1 인어 자세(kneeling mermaid)

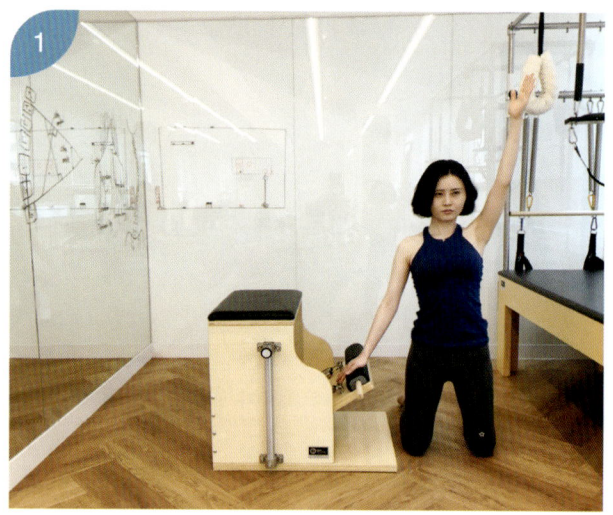

1 시작자세
무릎을 꿇고 엉덩이를 들어 몸통의 정렬을 맞춘다. 한손은 페달 위에 올린다. 숨을 들이쉬며 다음 동작을 준비한다.

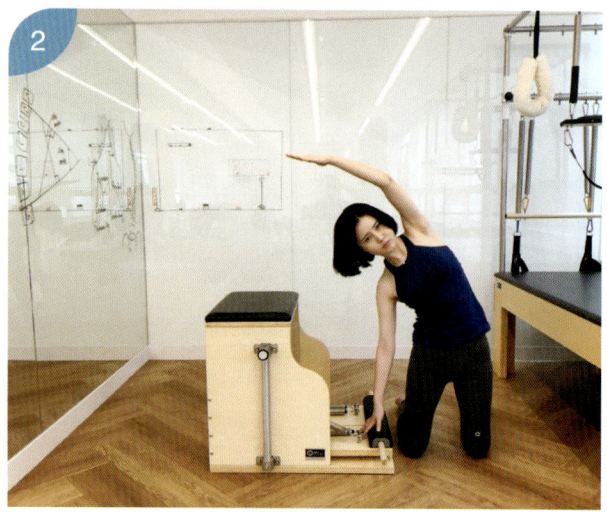

2 페달에 올린 손을 내리며 누르는 팔의 어깨가 올라가지 않게 한다. 골반을 밀지 않고 중립 자세로 유지하여 반대손을 옆으로 들어올린다.

machine setting
- 1 blue, high

2 백조 자세(swan)

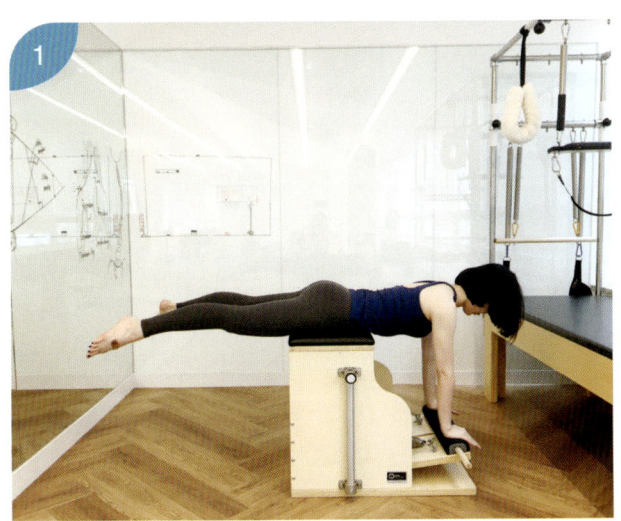

1 시작자세

체어 위에 골반을 후방으로 만들어 준 후 엎드린다. 두 손을 어깨 넓이로 힌지바를 잡아주고 다리를 상체와 일직선이 되게 들어준다.

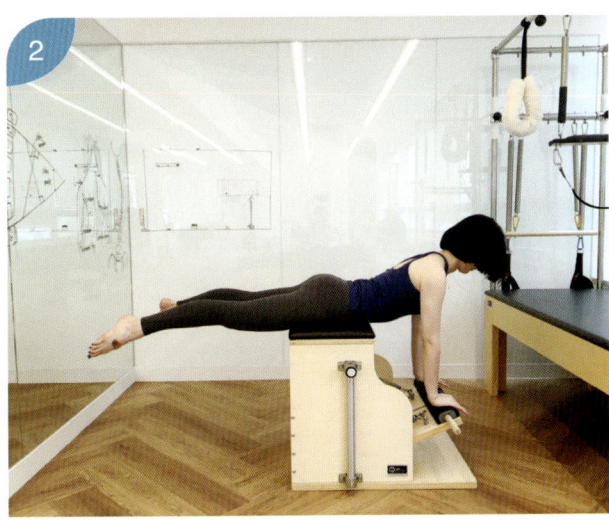

2 어깨와 목이 멀어지게 척추를 폄시키고 허리가 과하게 폄 되거나 어깨뼈가 후인되지 않도록 주의한다. 숨을 들이쉬며 시작자세로 돌아간다.

작용근육	– 등 폄근
목 적	– 등 폄근 강화, 어깨뼈 안정, 복근 조절
machine setting	– 1 blue, low

3 하지

1 프런트 런지(front lunge)

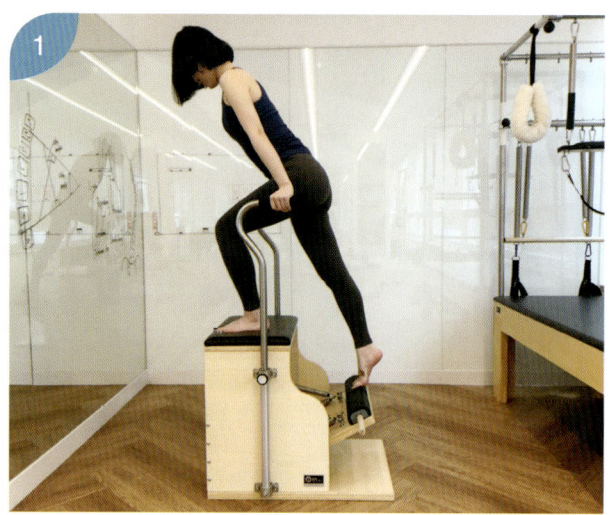

1 시작자세

한쪽 발은 체어에 놓고 다른 발은 힌지바에 놓는다. 몸을 약간 사선으로 놓고 내려간 발의 골반이 처지거나 돌아가지 않도록 골반의 정렬을 맞춰준다. 양손은 스탠딩바를 잡는다.

힌지바를 다리로 밀어낸다. 이때 체중이 팔에 가지 않도록 복부와 엉덩이를 강하게 조여준다.

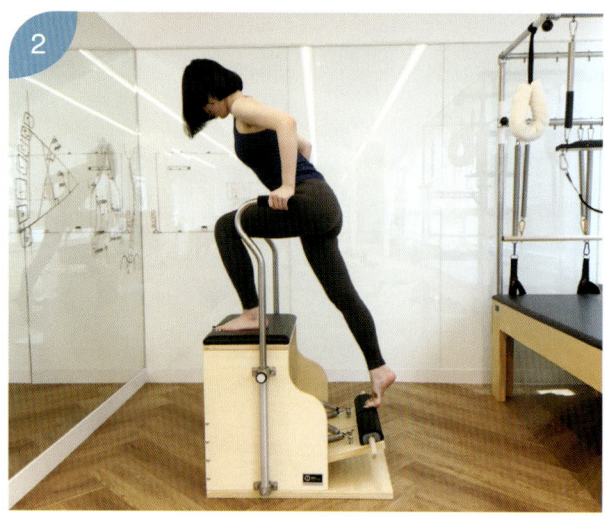

2 팔꿈치를 펴고 몸은 사선 그대로 유지하며 올라온다.

작용근육	– 햄스트링, 엉덩이 벌림근, 넙다리네갈래근
목 적	– 골반과 허리 안정, 엉덩이 폄근, 벌림근 및 무릎 폄근 강화
machine setting	– 1 blue + black, handle- high, middle

Lession ❷ 기구

2 사이드 런지(lunge side)

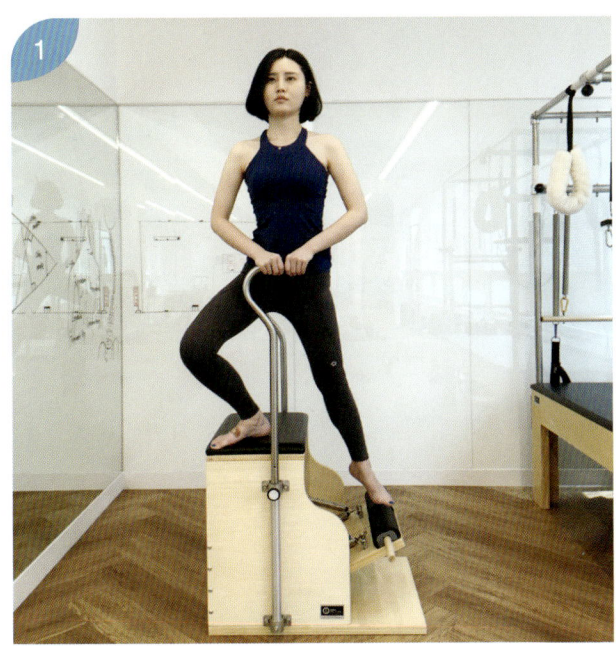

1 시작자세

체어 옆쪽을 보고 선 후 발을 V자 모양으로 하고 한 발은 체어 끝쪽에 다른 발은 힌지바 앞부분에 놓는다.

숨을 내쉬며 엉덩이를 조여 다리를 내려준다. 허벅지 안쪽 근육의 긴장을 유지한다.

몸의 정렬을 그대로 유지하며 올라온다.

 Check

작용근육	– 햄스트링, 엉덩이 벌림근, 넙다리네갈래근
목 적	– 골반과 허리 안정, 엉덩이 폄근, 벌림근 및 무릎 폄근 강화
machine setting	– 1 blue + black, handle- high, middle

3 싯티드 레그 프레스 체인 액션(seated leg press chain action)

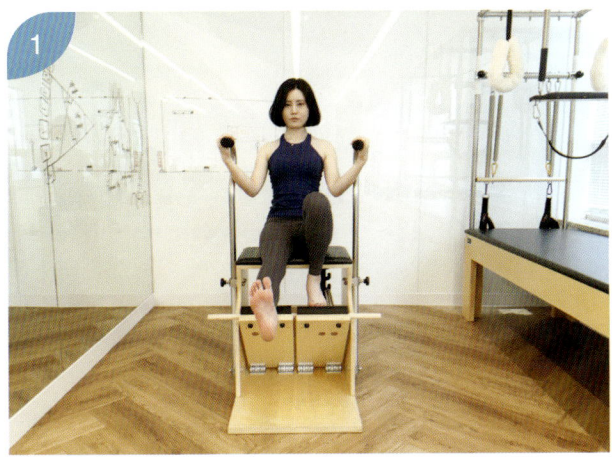

1 시작자세

체어 보드판에 골반은 중립 상태를 유지하고 척추는 정렬을 맞춰 앉는다. 양손은 스탠딩바를 잡고 한쪽 발을 페달에 놓고 다른 발은 발등 굽힘 상태로 무릎을 펴서 뻗어준다. 숨을 들이쉬며 다음 동작을 준비한다.

허리의 안정을 위해 복부에 힘을 주고 페달을 밟은 발 대퇴사두근에 집중하며 페달을 바닥에 닿기 전까지 내린다. 숨을 들이쉬며 시작자세로 돌아간다.

4. 체어 135

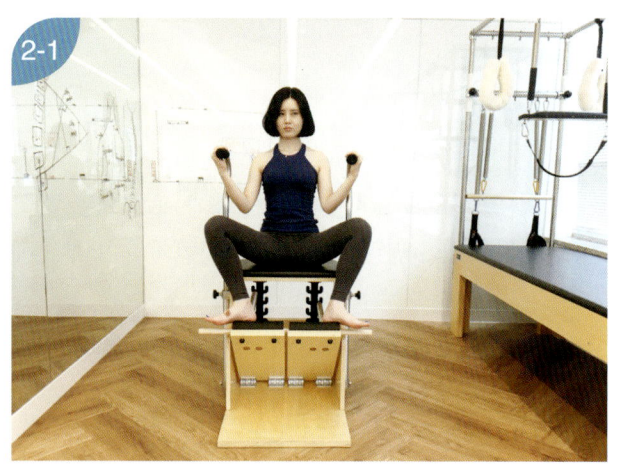

2-❶

양발을 뒤꿈치를 페달에 올려놓는다. 발은 발등 굽힘을 한다. 숨을 들이쉬며 준비한다.

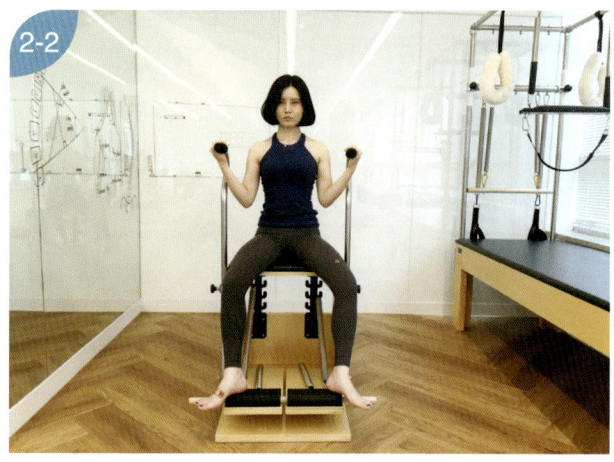

2-❷

숨을 내쉬며 양발을 바닥에 닿기 전까지 내려준다.

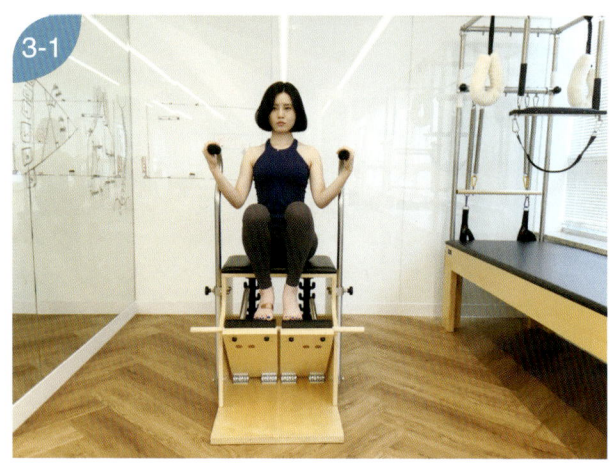

3-❶

양발을 뒤꿈치를 페달에 올려놓는다. 발은 발등 굽힘을 한다. 숨을 들이쉬며 준비한다.

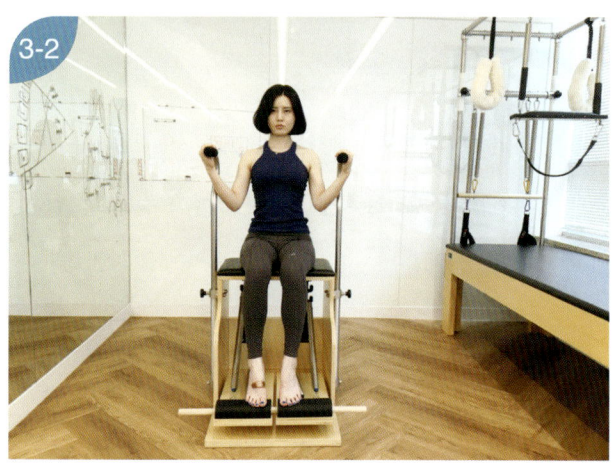

3-❷

숨을 내쉬며 양발을 바닥에 닿기 전까지 내려준다.

작용근육	– 넙다리네갈래근, 햄스트링
목 적	– 무릎 폄근 강화, 엉덩이 폄근 조절, 몸통과 골반 안정
machine setting	– 2 blue high, handle

Lesson ❷ 기구

4 백 익스텐션(back extention)

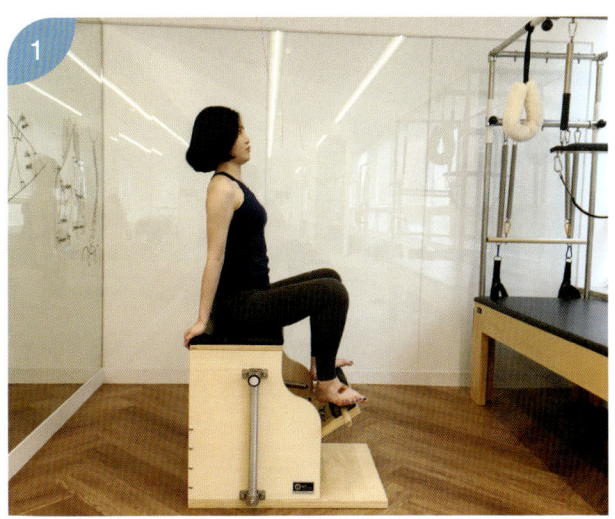

1 시작자세

두 발을 페달 위에 두고 손은 엉덩이 뒤쪽으로 두어 보트판 뒤쪽을 잡아준다. 허리를 곧게 펴 정렬을 맞추어 앉는다.

숨을 내쉬며 상체를 앞으로 보내면서 페달을 살짝 눌러준다. 척추를 폄하면서 천천히 숨을 들이쉬며 시작자세로 돌아간다.

 machine setting — 2 black spring to highest, handle (middle or lower)

5 스탠딩 레그 프레스 체인 액션(standing leg press chain action)

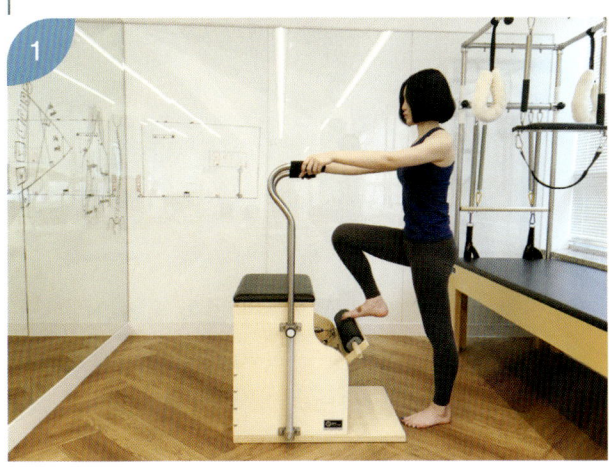

1 시작자세

다리를 벌려 양발 뒤꿈치를 페달에 놓고 발을 발등 굽힘하여 놓는다. 숨을 들이쉬며 다음 동작을 준비한다.

4.체어 137

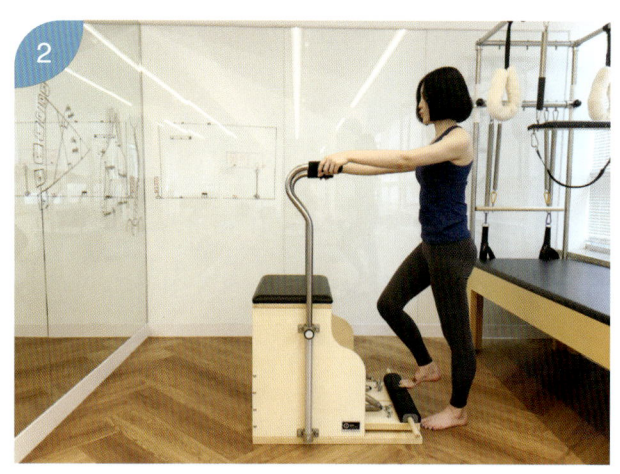

2 숨을 내쉬며 양발을 바닥에 닿기 전까지 내려 준다. 이때 무릎을 편다기보다는 엉덩관절을 분리하여 허리가 과도하게 폄되지 않도록 복근의 힘을 유지하며 대퇴부의 힘에 집중한다.

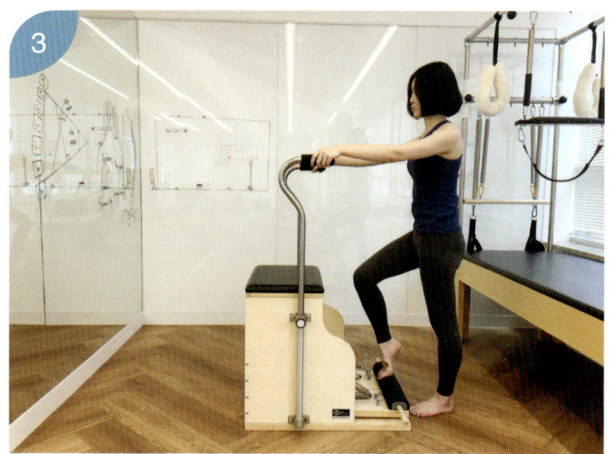

3 발 뒷꿈치 업 한다.

machine setting
– 2 blue high, handle

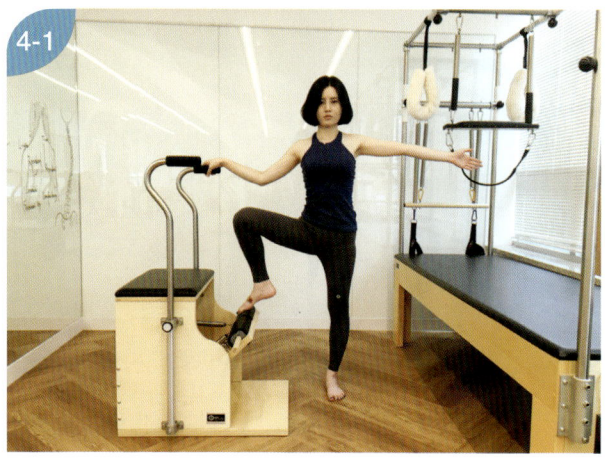

4- ❶
옆을 보고 서서 한쪽 발을 페달에 올리고 선다. 한쪽 팔은 스탠딩바를 잡고 다른 쪽 팔을 옆으로 뻗는다.

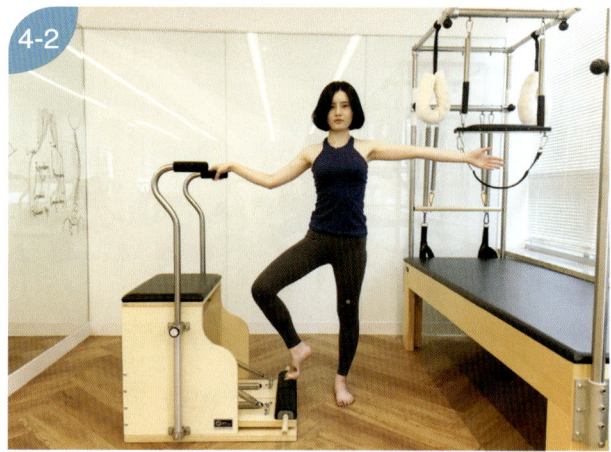

4- ❷
정수리가 중심이 되어서 척추가 따라 올라간다는 느낌으로 올린다. 허벅지 근육(대퇴사두근, 모음근)에 집중한다. 이때 골반이 뒤로 빠지지 않도록 하고 정수리에 줄을 묶어 위에서 당긴다는 느낌을 갖는다.

Lesson ❷ 기구

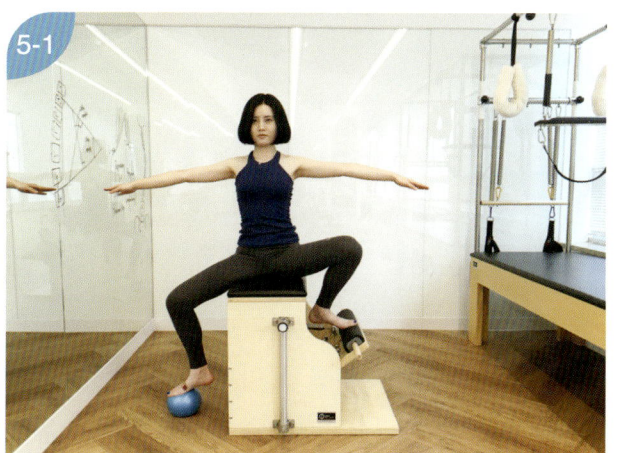

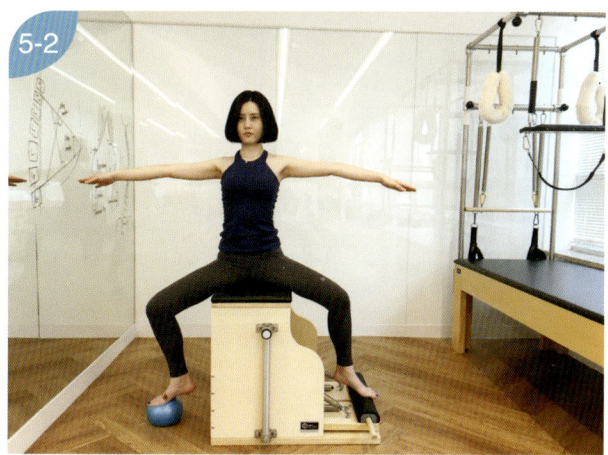

5- ❶
옆을 보고 서서 한쪽 발을 페달에 올린다.

5- ❷
정수리가 중심이 되어서 척추가 따라 올라간다는 느낌으로 올린다. 허벅지 근육(대퇴사두근, 모음근)에 집중한다. 이때 골반이 뒤로 빠지지 않도록 하고 정수리에 줄을 묶어 위에서 당긴다는 느낌을 갖는다.

작용근육	– 햄스트링, 넙다리네갈래근
목 적	– 엉덩이 폄근 및 무릎 폄근 조절, 균형 개발
machine setting	– 2 black spring to highest, handle(middle or lower)

6 힙 스트레칭(hip stretching)

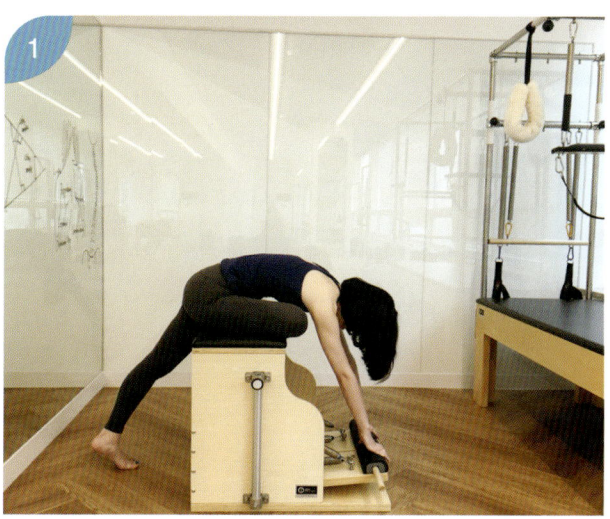

1 시작자세

한쪽 다리를 90도로 구부려 체어 보드판 위에 놓고 팔꿈치를 펴고 양손으로 페달을 잡는다.
숨을 내쉬며 천천히 엉덩관절 외회전근의 이완을 위해 페달을 누르며 상체를 아래로 숙인다.

machine setting
– 2 black spring to highest, handle (middle or lower)

4.체어

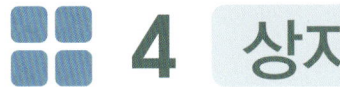 4 상지

1 암 프로그(arm frog)

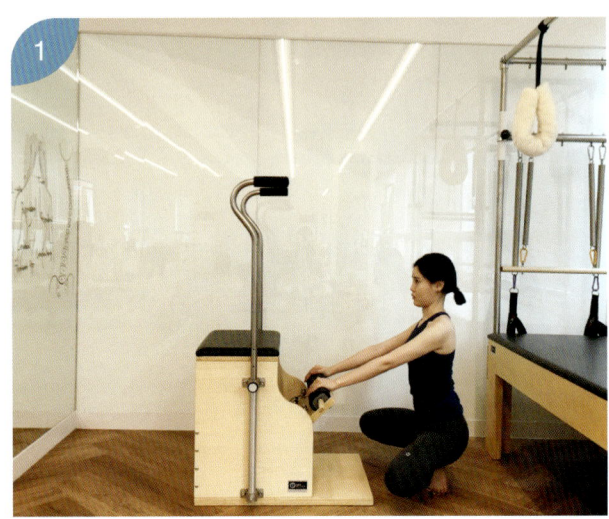

1 **시작자세**
   다리를 벌리고 양발을 모아 발끝으로 지탱하며 앉는다. 양손을 페달 위에 올려놓는다. 숨을 들이쉬며 다음 동작을 준비한다.

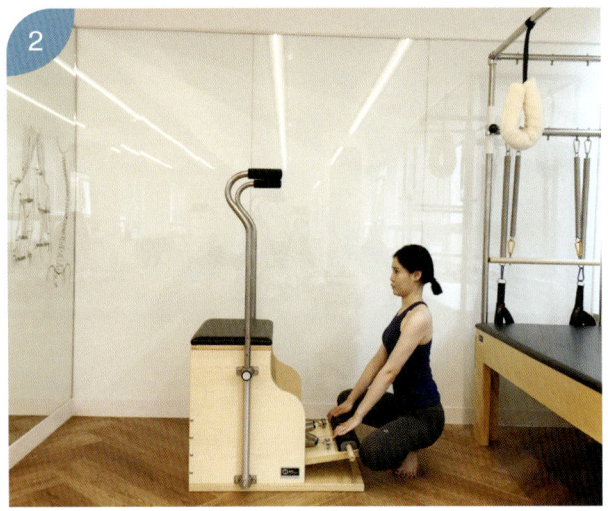

2 복부 힘으로 허리가 폄되지 않도록 안정화시킨다. 상체가 앞으로 기울지 않게 페달 위에 올려놓은 손을 내려 어깨를 뒤로 내려준다.

Check **machine setting** — 1 blue high

2 백워드 암(backward arms)

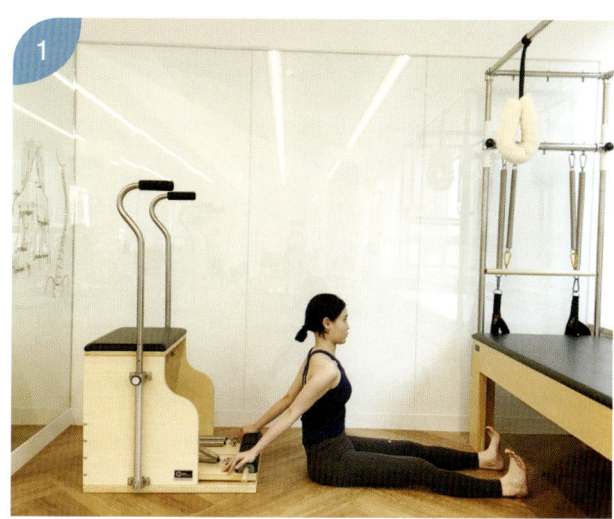

1 시작자세

다리를 발등 굽힘하고 무릎을 펴서 체어를 뒤로 하여 앉는다. 팔꿈치를 펴고 양손을 뒤로 하여 페달 위에 올려 놓는다. 숨을 들이쉬며 다음 동작을 준비한다.

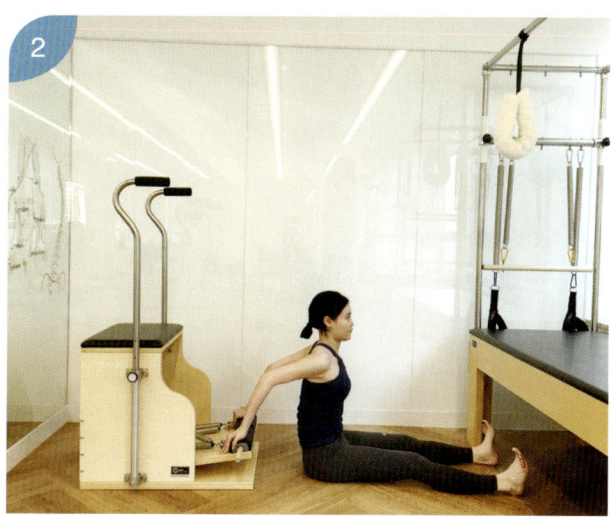

2 숨을 내쉬며 어깨와 어깨뼈를 내려준 상태로 유지하면서 팔꿈치가 벌어지지 않게 하여 팔을 구부려 준다.

작용근육	– 위팔세갈래근, 위팔두갈래근
목 적	– 팔꿈치 폄근과 어깨 굽힘근 강화, 몸통 안정, 어깨뼈 내리기 강조
machine setting	– 1 blue, low & middle

4.체어

3 딥(dips)

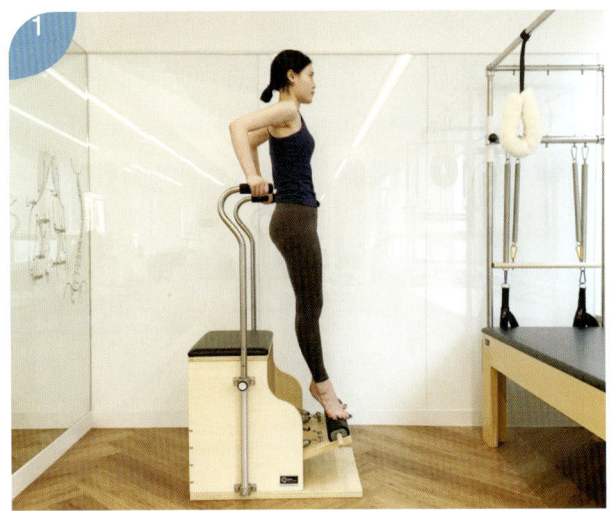

1 시작자세
양손을 스탠딩 바를 잡고 양발은 바깥번짐하여 힌지바 위에 올려놓는다.

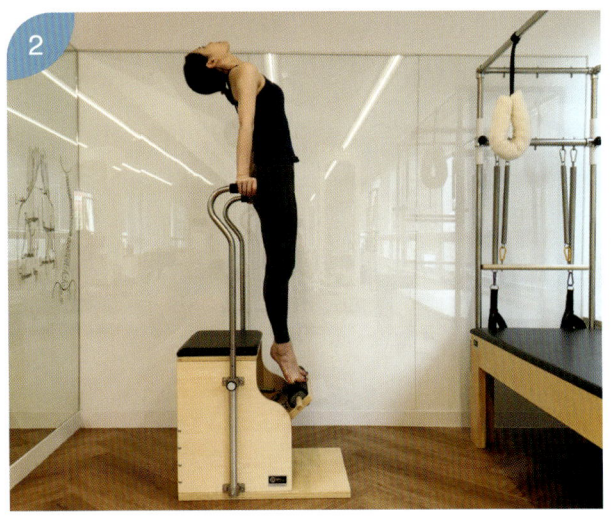

2 팔꿈치를 구부리며 몸을 아래로 내려놓는다.
팔꿈치를 펴서 몸을 들어올려 척추를 폄시킨다.
이때 몸통과 무릎이 굽힘되지 않도록 한다.

작용근육	– 위팔세갈래근, 위팔두갈래근
목 적	– 팔꿈치 폄근과 어깨 굽힘근 강화, 몸통 및 어깨뼈 안정
machine setting	– 2 blue, 2 black high+handle

저자 약력

윤세원 이학박사 (몸이야 교육 이사)
윤민이 물리치료학 석사 (몸이야 대표)

MEDICAL PILATES

메디컬 필라테스 I

2021년 11월 22일 인쇄
2021년 11월 30일 발행

저　　자　윤세원 · 윤민이
발 행 인　김지연
발 행 처　도서출판 의학서원
등록번호　제 406-00047 호 / 2006.3.2
주　　소　인천광역시 연수구 송도미래로 30 송도스마트밸리 지식산업센터 D동 504호
　　　　　Tel 032)816-8070(代)　Fax 032)837-5808
홈페이지　www.dhsw.co.kr
e-mail　　bookkorea1@hanmail.net
정　　가　20,000 원
I S B N　979-11-6308-036-7

불법복사는 지적재산을 훔치는 범죄행위입니다.
저작권법에 의하여 무단전재와 무단복제를 금합니다.
이를 위반할 시에는 처벌을 받게 됩니다.